汉竹编著·健康爱家系列

# 家用中药保平安

金亚明◎主编

U0251029

江苏凤凰科学技术出版社
全国百佳图书出版单位

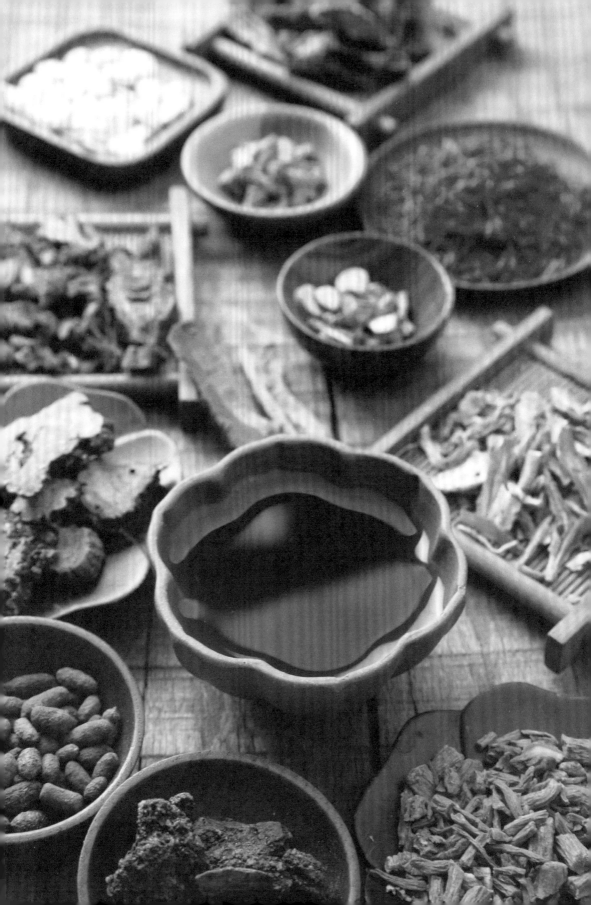

# 导读

　　长久以来中医药始终与中华文明一体发展，自元古时期的神农尝百草开创医药，中医药始终守护着中华民族的健康繁衍。中药养生治病，源远流长，既是中药学宝库中的一块灿烂艳丽的瑰宝，又是养生学宝库中的一颗光耀夺目的明珠。

　　中医药始终提倡"治未病"，很多理论在积极倡导健康的生活方式，在治病层面注重标本兼治，重在治本。中药养生有其独特的规律，通过辩证来达到补益脏腑、调和气血、平衡阴阳、增进健康之目的，使未衰老者更健康，使已衰老者延缓老化。

　　中药与食物有着密不可分的关系，中药材和食物均来自天然的植物、动物、矿物，有的适合长期食用来滋养生命的为食物，有的适合治病或短期调养的为药物，它们之间并无明显界限，所以是药食同源。生活中如果能掌握一些基础的本草知识，了解自身体质，了解中药材的功效，通过饮食、茶饮的合理搭配应用，对于日常的疾病预防、机能提高、身体调节、慢性病治疗具有特别积极意义。学好、用好本草有利于健康快乐的生活。

# 目录

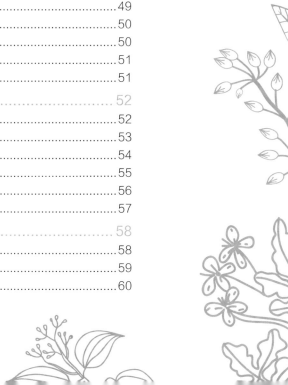

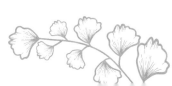

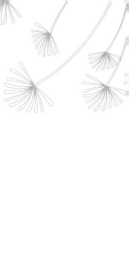

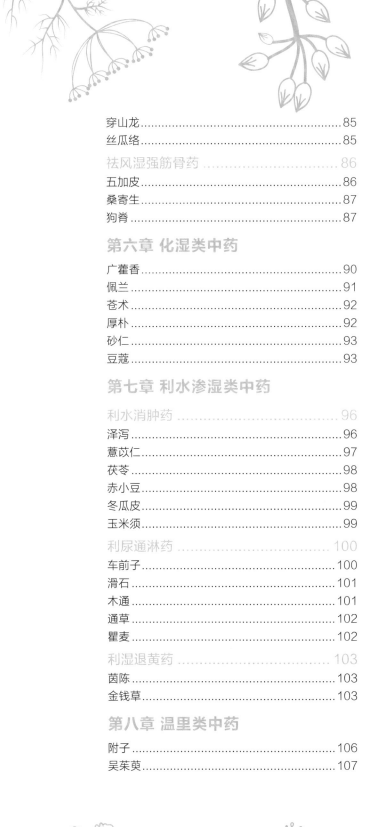
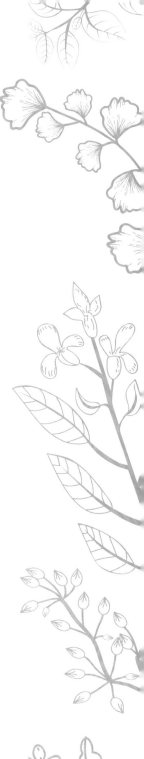

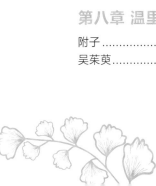
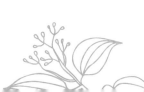

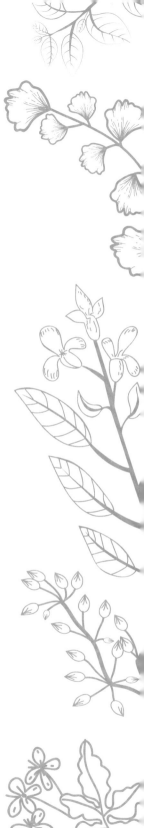

## 第十三章 活血化瘀类中药

## 第十四章 化痰止咳平喘类中药

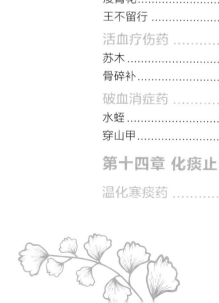

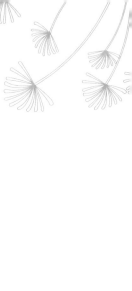

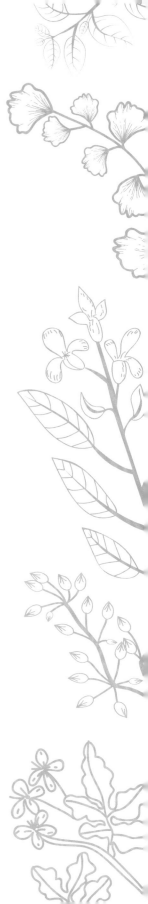

## 第十八章 收涩类中药

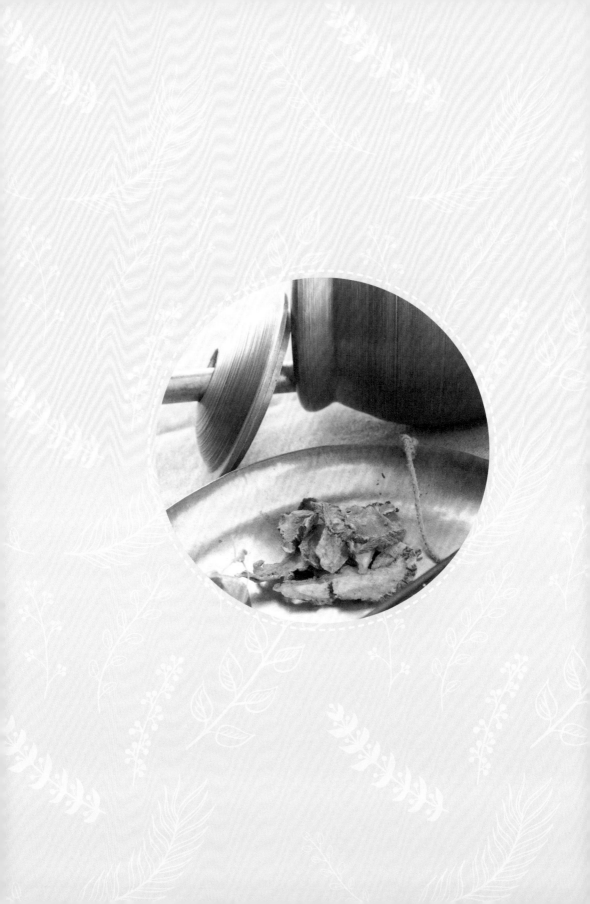

# 第一章

## 选对中药好进补

近代名医秦伯未有言："中药非单纯补剂，乃包含救偏却病之义"，意指选用中药进补也要辨明体质、症状，对症下药，达到补治结合、综合调理的效果。本章领您进入中药的知识殿堂，为您开启运用中药养生的大门。

# 选对中药，养生保健效果好

运用中药来养生，源于古代人民为抗御严酷的自然环境、调整体力、预防和治疗疾病的需要。在长期生活实践中，人们不断总结经验，最终形成一门学科——中医养生学。中医学的发展证实，中药不但是大自然的恩赐，更是养生治病的珍宝，如能准确灵活地运用中药来调理身体，可达到健康养生、保健延年的功效。

## 中药养生歌

在民间广为流传一则中药养生歌，从侧面反映了中药良好的养生保健功效。

中药养生自古传，枸杞补身还童年。
五味提神又保肝，健脾益气用淮山。
当归补血又通脉，人参扶元把气转。
白术利湿脾胃健，八仙长寿熟地填。
返老还童黄精见，首乌黑发又延年。
滋补肝肾用川断，灵芝能把寿命延。
泽泻能把血脂减，菊花明目治头眼。
红花丹参滞血散，三七活血能扩冠。
女贞能把真阴还，麦冬生津除虚烦。
山楂降脂血压减，毛冬冠心脑血栓。
头痛天麻与蜜环，杜仲强筋腰骨健。
阿胶正血补血源，有刺五加扶正坚。
青木香降血压显，茯苓利水治失眠。
养生之经记心间，抗衰防老寿延年。

## 药食同源吃对最关键

许多食物即药材，它们之间并无绝对的分界线，中药与食物是同时起源的，随着人们生活经验的积累，药食才开始分化。《黄帝内经》中说："空腹食之为食物，患者食之为药物"，反映出"药食同源"的思想。

中药的治疗药效强，也就是人们常说的"药劲大"。用药正确时，效果突出；用药不当时，容易出现较明显的不良反应。而食物的治疗效果虽不及中药那样突出和迅速，配食得当，对身体也是有好处的。

但不可忽视的是，药材虽然药效强，一般不会经常吃，食物虽然作用弱，天天都离不了。中医以辨证论治理论为指导，将中药与食物搭配，制作药茶或药膳，具有营养保健、防病治病的多重功效。

# 药食选用学问大

古代医学家将中药的"四性""五味"理论运用到食物之中，认为每种食物也具有"四性""五味"，因而药膳的应用也讲究"辨证用膳""因人用膳""顺应天时"和"因地制宜"。此外，饮食有节是中医养生保健的一个重要原则，药膳食疗更应适量和节制，不可贪多或急于求成，少量长期食用，才是药膳调理体质的优势所在。

## 辨证用膳

中医讲究辨证施治，制作药膳时也应当在辨证的基础上选料配伍。如高血压有四种症型：肝阳上亢型、肝肾阴虚型、肾阳虚衰型、气滞血瘀型，应分别选用对症的中药和食物配伍，而不是一个方子包打天下。

## 因人用膳

人的年龄和体质各有不同，使用药膳时也应有所差异。老人多肝肾不足，用药不宜温燥。孕妇怕动了胎气，不宜用活血滑利、大寒大热的中药。血虚体质的要多选用补血药，血瘀体质的要多选用活血化瘀的中药等。

## 顺应天时

一天有十二个时辰，配合人体的十二条经脉，恰好是一条经脉对应一个脏腑，人体脏腑气血的运行和自然界的各种变化密切相关，故中医学提倡"顺应天时"而养生。中医古籍《素问·六元正纪大论》有言"用寒远寒，用热远热"，指的是采用性质寒凉的药材时应避开寒冷的冬天，采用性质温热的药材时应避开炎热的夏天，这也是在选用中药时值得注意的。

## 因地制宜

中国地大物博，不同的地域，水土、气候、生活习惯都会有一定差异，造成人体生理和病理上也有所不同。这和我们常说的人换了地方以后会"水土不服"有同理之处。有的地区气候潮湿，饮食多温燥辛辣，四川地区就是个典型的例子；广东气候炎热，饮食多清凉甘淡。选用中药制作药膳时，也要遵循这个原理。

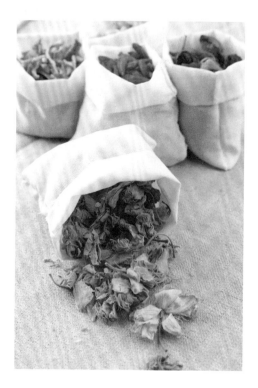

# 性味归经学问大

中药与西药不同，具有三个特点，即性、味、归经，就是说每味中药都有其属性、味道和归经。

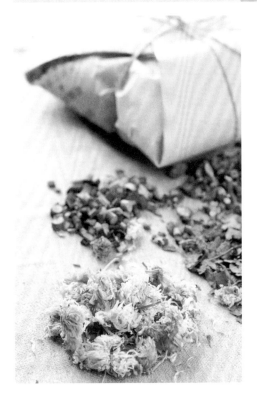

## 中药的四性

中国最早的药学专著《神农本草经》中即指出"药有寒、热、温、凉四性""疗寒以热药，疗热以寒药"，指出了以病证寒热作为用药依据的基本治疗原则。中药中的寒凉与温热是绝对不同的两类药性，而寒与凉、温与热只是程度上的差异，寒性较小的即为凉性，热性较小的即为温性。其实，除了寒、凉、温、热四性之外，还有平性，即寒热之性不明显，作用比较平和，既可用于热证，又可用于寒证。

## 中药有五味

中药的五味，是指其具有辛、酸、甘、苦、咸五种滋味。中药的五味有两种意义，一是指药物本身的滋味，二是指药物的作用范围。实际上中药的味道不止五种，有些中药具有淡味和涩味，但"五味"是中药最基本的五种味道。

**辛味药：** "能散能行"，是指具有辛味的中药具有发散、行气、行血的作用，用于治疗外感表证、气血瘀滞等疾病。所谓"辛散"，指辛味中药（如麻黄）具有发散表邪的作用，可用于治疗外感性疾病；"辛行"，是指辛味中药（如木香、川芎等）具有行气行血的作用，用于治疗气滞血瘀型疾病。

**酸味药：** "能收、能涩"，是指其有收敛、固涩作用，用于治疗虚汗、久泻、尿频及出血证等。另外，酸味药尚有生津开胃消食的作用，用于食

积、燥渴、胃阴不足等
疾病。

**甘味药：**"能补、能和、能缓"，是指其具有补益、和中、缓急等作用，用于治疗虚证、脾胃不和、拘急疼痛等证。所谓"能补"，是指甘味中药多具有补益作用，主要用于体质虚弱的疾病；所谓"能和"，是指具有调和脾胃及调和药性等作用；所谓"能缓"，是指具有缓和脘腹及四肢拘急疼痛，缓和药性的作用。

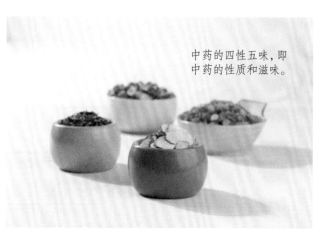

中药的四性五味，即中药的性质和滋味。

**苦味药：**"能泻、能燥、能坚"，是指其具有泻下、燥湿和坚阴等作用。所谓"能泻"，是指苦味中药具有通泻、降泄、倾泻的作用，主要用于热结便秘、气逆咳喘、热盛心烦等疾病；所谓"能燥"，是指苦味中药具有燥湿的作用，主要用于寒湿或湿热性疾病；所谓"能坚"，是指苦味药能泻火坚阴，即通过泻火而达到存阴的目的。另外，轻度的苦味还具有开胃作用。

**咸味药：**"能下、能软"，是指其具有润下和软坚散结的作用。所谓"能下"，是指咸味药有润下通便的作用，可以用于大便干结；所谓"能软"，是指咸味药有软坚散结的作用，用于治疗痰核等疾病。

# 归经起药效

归有归属的意思，经是人体经络的概称，中药归经表示的是中药的性味可进入人体经络，从而产生作用。人体有十二经脉，对应五脏六腑，一种中药一般对一个或几个部位起作用，也就是一种药材有一个或几个归经。

中医的经络和脏腑与西医的器官系统是完全不同的概念。中医的"心"不等同于西医的"心脏"，"肝"不等同于西医的"肝脏"。肝脏的主要功能是调节气血，肝脏功能正常则气血调和，肝气郁结则乳房和腹部胀痛、喜欢叹气、食欲不振，肝郁化火、肝阳上亢则头晕目眩、易躁怒、面红目赤等，故肝与消化功能联系密切，在情志上与"怒"相联系。由此可见，中医学中"肝"的生理功能包括现代医学的循环系统、消化系统、神经系统、内分泌系统的部分功能。

了解中药的归经，有助于提高用药的准确性。如治疗各种原因的喘症，苦杏仁归肺经，能宣降肺气而平喘，治疗肺气上逆引起的喘咳。

# 中药配伍的讲究

　　中医开药叫"开方子"，因为中药讲究配伍，讲究药性的整体效应，而不是某种成分的单打独斗。中药配伍是有规矩的，不能乱来。比如说有人咳嗽了，就把中药里能治咳嗽的药都用上，这样不仅治不好病，还会延误病情。

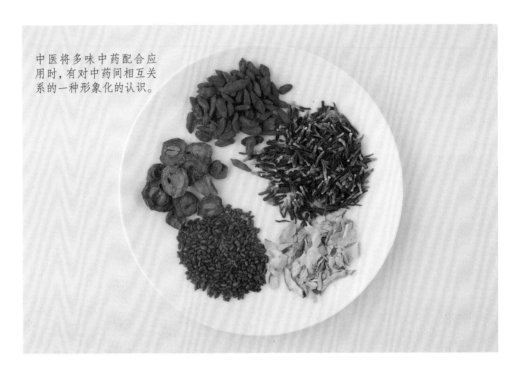

中医将多味中药配合应用时，有对中药间相互关系的一种形象化的认识。

## "君臣佐使"，搭配有道

　　讲到中药，常会提到方剂。所谓方剂，是指依据病情需要，在辨证的基础上，选用适当的药材，酌定适当的剂量和剂型的药方。方剂的组成，既非简单药材的堆砌，也不是简单药效的相加，而是有一定原则的，方剂的使用原则是"君、臣、佐、使"。

　　"君"为方剂的主药；"臣"为辅助药，帮助主药，增进主药的效果；"佐"用来协助主药作用，或治疗次要兼证，或减除主药的不良反应；"使"引导各药到达疾病部位或调和各药的药性。用药如用兵，遵循"君臣佐使"开方子，使不同药材的使用分主次，相互制约又相互补充协调，形成一股强大的药力，去攻克疾病的堡垒。

# 中药 "十八反"

有些中药共用会产生毒副作用，对人体造成损害，所以不能相互配伍应用。《神农本草经》将这些不宜配伍的中药编成了"十八反"歌诀："本草明言十八反，半蒌贝蔹芨攻乌，藻戟遂芫俱战草，诸参辛芍反藜芦。"

"十八反"歌诀的意思是：半夏、瓜蒌、贝母、白蔹、白芨等中药反乌头；海藻、大戟、甘遂、芫花等中药反甘草；人参、丹参、玄参、沙参、细辛、芍药等中药反藜芦。

# 中药 "十九畏"

十九畏，也是某几种中药共用会产生毒副作用，十九畏最早见于明朝刘纯《医经小学》，列述了九组十九味相反药。

### 十九畏歌诀

硫黄原是火中精，朴硝一见便相争；
水银莫与砒霜见，狼毒最怕密陀僧；
巴豆性烈最为上，偏与牵牛不顺情；
丁香莫与郁金见，牙硝难合荆三棱；
川乌草乌不顺犀，人参最怕五灵脂；
官桂善能调冷气，若逢石脂便相欺；
大凡修合看顺逆，炮滥炙熔莫相依。

歌诀的意思是：硫黄与朴硝，水银与砒霜，狼毒与密陀僧，巴豆与牵牛，丁香与郁金，牙硝与三棱，川乌、草乌与犀角，人参与五灵脂，官桂与石脂，均不能相互配伍应用，使用过程中要特别注意。

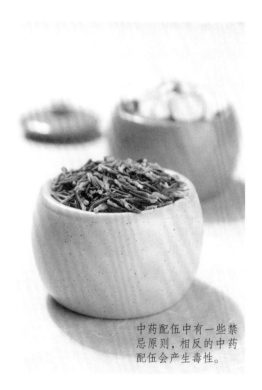

中药配伍中有一些禁忌原则，相反的中药配伍会产生毒性。

# 药膳配伍需注意

不仅药材之间讲究配伍，药材和食物也要适宜地搭配，搭配得好有助于药效的发挥，搭配不好则会减弱药效，甚至引起中毒反应。比如川贝母和雪梨，一个祛痰止咳，一个润肺祛燥，两个搭配食用，功效相加，相互助益，是止咳化痰的良方。又如人参和白萝卜，一个补气，一个破气，两个搭配食用，功效相抵。

# 中药的煎煮

现在有些中药店或者是医院可以代煎中药，而有些人则会选择自己在家煎煮中药，其实中药煎煮是一门很讲究的学问，千万别因为不懂中药的煎煮对药效造成不好的影响。

## 一般中药的煎煮

| | |
|---|---|
| **煎煮器具** | 中药煎煮最好用砂锅，也可用搪瓷锅、陶瓷锅，不要用铜、铁、锡等器具，以免影响中药疗效 |
| **煎前浸润** | 中药在煎煮前先用常温水或温水浸泡 30~60 分钟，夏季浸泡时间可短些，冬季可以长些。特别需要注意的是，浸泡中药不能用沸水 |
| **煎煮用水** | 新鲜清洁的自来水、矿泉水、纯净水均可，推荐使用纯净水 |
| **煎药的用水量** | 一般以水的液面浸没过中药饮片 2 厘米为宜 |
| **煎煮火候与时间** | 火候指火力大小与火势急慢（大火、急火称武火；小火、慢火称文火）。一般水未沸前用武火，沸后用文火。煎煮时间一般为水沸后 20~30 分钟。用于治疗感冒的解表中药或清热药宜用武火，时间宜短，煮沸时间为 10~20 分钟即可。用于治疗身体虚弱的滋补中药宜用文火，时间宜长一些，需要 30~50 分钟 |
| **煎煮次数与方法** | 中药汤剂一般要煎煮 2~3 次，治疗一般性疾病的中药煎煮以 2 次为宜，头煎 20~30 分钟，二煎 10~20 分钟。用于治疗体虚的滋补中药以 3 次为宜，头煎为 40~50 分钟，二煎为 20~30 分钟，三煎为 10~20 分钟 |
| **煎煮绞取药汁** | 最后一次煎煮时，药液滤出后，要将药渣用双层纱布包好，绞取药渣内剩余药液。有研究表明，绞取药渣内的药液可增加药液有效成分 15%~25% |

# 特殊中药的煎煮方法

| 先煎 | 有些矿物类（如石膏）及贝壳类药物（如牡蛎、石决明等），应将药物打碎后，先放入水中煎 20~30 分钟，再放入其他药物同煎，叫先煎 |
|---|---|
| 后下 | 一些气味芳香的药物（如薄荷、香薷等）宜在其他药煎煮以后，在停火前的 5~10 分钟再放入药锅中同煎，叫后下 |
| 包煎 | 粉末状的药物（如滑石）、有黏性物质的药物（如车前子）及有绒毛的药物（如旋复花），宜先将药物用纱布包好，再放入药锅内与其他药物同煎，叫包煎 |
| 另煎 | 有些比较贵重的药物（如人参、三七、羚羊角等），则宜单独煎煮服用，以免在与其他药物的煎煮过程中损失有效成分 |
| 溶化 | 又称烊化，是指有些胶质性中药（如阿胶、鹿角胶、龟胶等）或黏性易溶的药物（如饴糖），不需要经过煎煮，直接将煎好的药液溶化后服用 |
| 泡服 | 一些用量少，而且药物中的有效成分易溶出的中药（如番泻叶、胖大海等）不需煎煮，直接用开水浸泡后服用 |
| 冲服 | 某些细粉性中药（如三七粉）或液体性中药（如竹沥水）可直接用温水冲服，以避免药效损失 |
| 煎汤代水 | 某些中药（如灶心土、玉米须等），可先煎煮后留水去渣，再用其水煎煮其他中药 |

# 中药的服用

将煎煮 2 次或 3 次的中药液体合并，搅拌均匀后分为 2~3 份，分别于早晚或早中晚服用。中老年人用于滋补身体的补益中药最好是在饭前服用，特别是早晨空腹时服用，有利于滋补成分的吸收。中药的用法用量一定要遵医嘱服用。

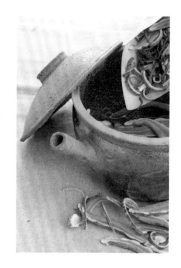

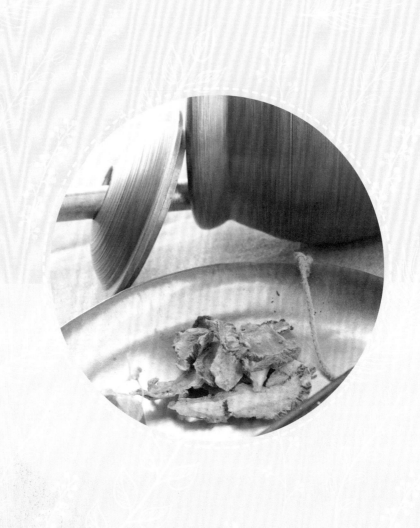

# 解表类中药

凡能疏肌解表、促使发汗，用以发散表邪、解除表证的药物，称为解表药，或发表药。根据解表药的药性和主治差异，一般将其分为发散风寒药和发散风热药两类，又称辛温解表药与辛凉解表药。发散风寒药多属辛温，故又名辛温解表药，适用于风寒表证，代表药物有麻黄、桂枝、荆芥、防风等；发散风热药多属辛凉，故又名辛凉解表药，适用于风热表证，代表药物有柴胡、葛根、牛蒡子、薄荷、菊花等。

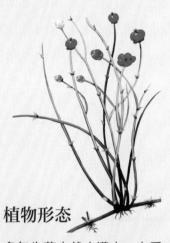

## 植物形态

多年生草本状小灌木。木质茎匍匐卧于土中，草质茎直立。花为鳞球花，雌雄异株；雄花序阔卵形，雌花序多单生于枝端，卵圆形。花期5月。

## 用法用量

一般用量2~9克，煎服。

## 不宜服用的情况

因为麻黄的发汗力强，故外感风寒轻证、心悸、失眠、肺虚咳喘等均应忌用或慎用。老人、体虚及小儿宜用炙麻黄。

# 辛温解表药

　　辛温解表药又称发散风寒药，本类药物性味多属辛温，辛以发散，温可祛寒，故以发散风寒为主要作用。主要用于外感风寒所致恶寒发热，无汗或汗出不畅。

# 麻黄

性　　味：性温，味辛、微苦
归　　经：归肺、膀胱经
药用部位：草麻黄的干燥草质茎

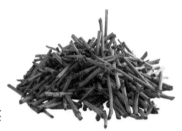

## 功效主治

具有发汗散寒、宣肺平喘、利水消肿的功效。可以用于治疗风寒表实证，如胸闷咳喘、水肿、风寒痹痛、阴疽、痰核等。

生麻黄与炙麻黄：生麻黄辛散作用较强，长于发汗解表利水，多用于外感风寒之恶寒发热、头身疼痛、鼻塞、无汗等风寒表实证；炙麻黄用蜂蜜拌炒后，辛散作用减弱，发汗解表利水的功效减低，但宣肺平喘的作用增强。

## 治病养生方

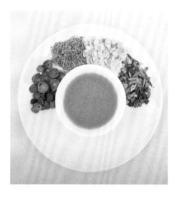

**1 冻疮**：麻黄25克，附子25克，细辛25克，大黄15克，生姜15克，桂枝10克。制成酊剂，用棉签蘸药涂抹患处。

**2 老年皮肤瘙痒**：麻黄6克，杏仁10克，桂枝12克，甘草3克。水煎服。

# 白芷

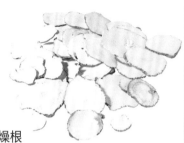

性　味：性温，味辛

归　经：归肺、胃、大肠经

药用部位：白芷或杭白芷的干燥根

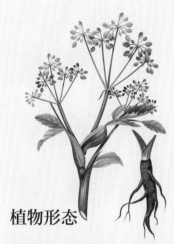

## 功效主治

具有解表散寒、祛风止痛、通鼻窍、燥湿止带、消肿排脓的功效。可以用于治疗头痛、牙痛、鼻渊、肠风痔漏、赤白带下、痈疽（yōng jū）疮疡、皮肤瘙痒等症。

白芷对美白祛斑有显著的作用，并可改善微循环，促进皮肤的新陈代谢，延缓皮肤衰老。可以将之磨粉，制作成白芷面膜。

## 植物形态

多年生草本，高达 1~2.5 米。茎直立，具纵沟纹。茎下部叶羽状分裂，边缘有不规则粗锯齿。复伞形花序，花小，无萼齿；花瓣 5 片，白色。花期 7~9 月，果期 9~10 月。

## 治病养生方

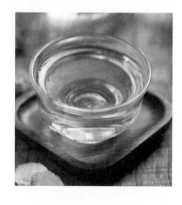

水煎煮，取汁，加入适量白糖，当茶饮用。

**3** 肾虚所致的白带增多：海马 1 对，杜仲 15 克，黄芪 30 克，当归 12 克，白果 10 克，白芷 10 克，土茯苓 30 克，用清水煎煮 2 次，合并药汁后分 2 次服用。

**1** 风热型头痛：白芷 5 克，柴胡 10 克，升麻 10 克，细辛 3 克。水煎服，频饮。

**2** 风热型外感发热：金银花 9 克，车前叶 9 克，桑叶 9 克，白芷 9 克。用

**4** 通经活血、滋补肝肾：白芷 9 克，黄芪 12 克，当归 8 克，枸杞子 8 克，大枣 4 枚，鲤鱼 1 条，生姜 5 克。鲤鱼处理干净，放入锅中与中药一起煲汤。

## 用法用量

一般用量 3~9 克，可煎服、外用等。

## 不宜服用的情况

阴虚血热者忌用。

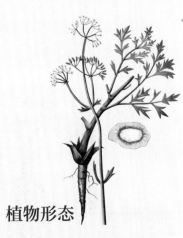

## 植物形态

植株从下至上分枝逐渐增多，且每次只有两个分枝。基部的叶片分裂成羽状，上部的叶简化，有扩展的叶鞘。开小花，白色，花瓣5片，倒卵形，内卷顶端向内凹。

## 用法用量

一般用量4.5~9克，煎服。

## 不宜服用的情况

阴血亏虚、热病动风者忌用。

# 防风

性　　味：性微温，味辛、甘
归　　经：归膀胱、肝、脾经
药用部位：防风的干燥根

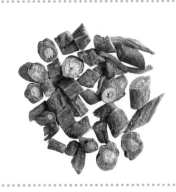

## 功效主治

具有祛风解表、祛湿止痛、止痉的功效。可以用于治疗外感风寒所致的头痛、目眩、项强等，风寒湿痹（bì）、骨节酸痛、四肢挛急、破伤风等。

防风微温而不燥，药性较为缓和，但防风不可与花椒同食，花椒性温味辛，两者同食，可使防风药性变得燥烈。

## 治病养生方

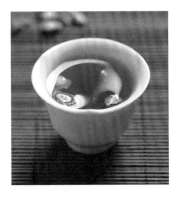

**1 过敏性鼻炎：**乌梅10克，防风5克，甘草1克。开水200毫升，泡20分钟后饮用，每日1剂。

**2 老年人便秘：**防风30克，枳壳30克，甘草15克。将枳壳麸炒后，与防风、甘草一起研成末，每次饭前服用6克。

**3 泻肝补脾、止痛止泻：**陈皮6克，防风6克，山药100克，大米50克，炒白芍12克，红糖适量。将山药研成粉末，放入炒白芍、陈皮、防风的煎液，再加大米煮粥，调入红糖服食。

# 辛夷

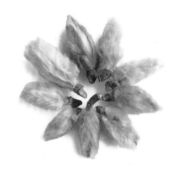

性　　味：性温，味辛
归　　经：归肺、胃经
药用部位：木兰的干燥花蕾

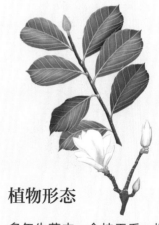

## 功效主治

具有发散风寒、通鼻窍的功效。可以用于风寒感冒、头痛、鼻塞、鼻渊、鼻流浊涕等。

如果是外感风寒所致的鼻塞头痛、浊涕长流等可以食用辛夷花粥，将辛夷花和大米一起煮成粥，每日喝一两次，喝两三天，可散风寒、通鼻窍。

## 治病养生方

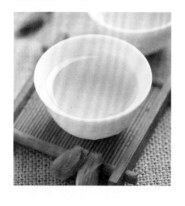

**1 牙痛：**辛夷 3 克，蛇床子 6 克，大青盐 1.5 克。将以上 3 味中药研成细末，涂在疼痛的牙龈上。

**2 过敏性鼻炎：**辛夷 3 克。风寒犯肺者，加藿香 10 克；偏风热壅盛者，加槐花 20 克。用开水冲泡，代茶饮。

**3 风寒头痛，慢性鼻炎，鼻塞不通：**将鸡蛋煮熟，剥去外壳，刺数个小孔待用。将辛夷花放入砂锅中，加清水 2 碗，煎至剩汤 1 碗，然后将鸡蛋放入药汁中煮沸片刻即成。

## 植物形态

多年生草本，全枝无毛。根粗壮，茎单生。基生叶，2~3 回羽状分裂。复伞形花序，顶生，小伞形花序有花 4~9 朵，花蕾紧凑。花期 2~3 月，果期 6~7 月。

## 用法用量

一般用量 3~9 克，可外用、煎服，因辛夷花有毛易刺激咽喉，煎汤时最好用纱布袋装好。

## 不宜服用的情况

阴虚火旺者忌用。

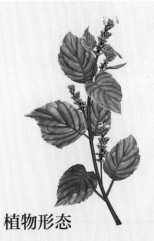

## 植物形态

一年生草本，具特异芳香。茎直立。叶对生，边缘有锯齿，两面紫色，或上面绿色，下面紫色。总状花序稍偏侧，顶生及腋生，紫色。花期6~7月，果期7~8月。

## 用法用量

一般用量5~9克，煎服。外用捣敷或煎水洗。

## 不宜服用的情况

脾虚大便稀薄、腹泻、气虚、阴虚者忌用。

# 紫苏

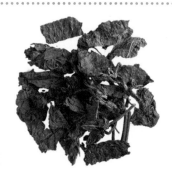

性　　味：性温，味辛

归　　经：归肺、脾经

药用部位：紫苏的干燥叶或嫩枝

## 功效主治

具有解表散寒、行气宽中、解鱼蟹毒的功效。可以用于治疗风寒感冒引起的恶心呕逆、胸脘满闷、咳喘痰多及脾胃气滞、胸闷呕吐、头痛等。

因为具有芳香味道、内含物有一定杀菌性，故紫苏也常被用来搭配鱼虾去荤腥。

## 治病养生方

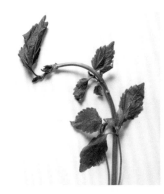

1 **增强食欲、助消化：**鲜紫苏叶10克，砂糖适量。将紫苏叶洗净沥水，放入杯内用开水冲泡，放入砂糖代茶饮。

2 **妊娠呕吐：**香附12克，紫苏叶9克，陈皮9克，生姜9克，水煎服，每日1剂，早晚各1次。

3 **寒泻：**紫苏叶15克，水煎后，加红糖6克冲服。

4 **寻常疣：**将疣周围皮肤消毒，取洗净之鲜紫苏叶摩擦疣部每次10~15分钟，敷料包扎，每日1次。

# 生姜

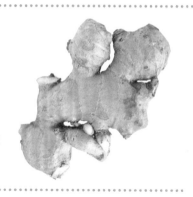

性　味：性温，味辛
归　经：归肺、脾、胃经
药用部位：姜的干燥根茎

## 功效主治

生姜用于解表，主要为发散风寒，多用治感冒轻症。生姜还有温中止吐、温肺止咳的功效，用于脾胃寒证、胃寒呕吐、肺寒咳嗽等。

生姜能起到某些抗生素的作用，尤其对治疗沙门氏菌感染效果明显。生姜还有杀灭口腔致病菌和肠道致病菌的作用，可用生姜水含漱治疗口臭和牙周炎。

## 治病养生方

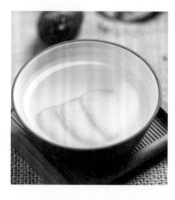

开水冲泡5分钟即可。每日1剂，分3次，趁温热时服用。

**2 胃寒呕吐**：红茶2克，生姜6克，甘草4克。将生姜切片，放入锅中炒干，然后与甘草、红茶一同放入杯中，冲入沸水，浸泡10分钟即可。

**1 健脾、助消化**：大枣5枚，生姜9克，红茶1克，蜂蜜适量。将大枣加清水煮熟晾干，生姜切片炒干，加入蜂蜜。再将大枣、生姜片和红茶用

**3 温中散寒、化痰止咳**：生姜3克，茯苓15克，扁豆15克，大米100克。将干姜、茯苓、扁豆用清水煎煮，取汁，再放入大米同煮为粥。

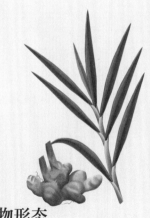

## 植物形态

多年生草本。根茎肥厚，断面黄白色，有浓厚的辛辣气味。叶互生，花葶自根茎中抽出，花冠黄绿色，花瓣3片。花期8月，果期9~10月。

## 用法用量

一般用量3~9克，可煎服、捣汁等。

## 不宜服用的情况

阴虚内热者忌用，晚上尽量少吃生姜。

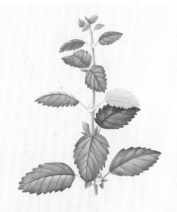

## 植物形态

多年生草本。根状茎匍匐，茎方柱形，下部卧地生根，沿棱上被微柔毛，多分枝。叶对生，薄纸质，多长圆状披针形，边缘疏生粗大牙齿状锯齿，通常两面脉上均密生微柔毛。花淡紫色或白色，排成稠密多花的轮伞花序。花期 6~8 月，果期 8~9 月。

## 用法用量

一般用量 3~6 克，煎服（后下）；做菜不限量。

## 不宜服用的情况

阴虚血燥、汗多表虚者忌用。薄荷不可与甲鱼肉同食。

# 辛凉解表药

　　辛以散风，凉可祛热，故有发散风热的作用，又称发散风热药。主要用于发热恶寒、头痛目赤、咽痛口渴、舌尖红、苔薄黄、脉浮数的风热表证。

# 薄荷

性　　味：性凉，味辛
归　　经：归肺、肝经
药用部位：薄荷的干燥地上部分

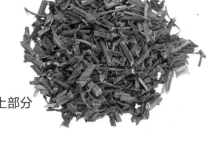

## 功效主治

具有疏散风热、清利头目、利咽透疹、疏肝行气的功效。用于治疗风热感冒、头痛目赤、咽喉肿痛、麻疹不透、风疹瘙痒等，还可治疗肝郁气滞、胸闷胁痛等。

薄荷不宜长时间咀嚼，会反复刺激口腔黏膜，导致口腔黏膜角化层增厚，细菌侵入，使口腔黏膜受到损害。

## 治病养生方

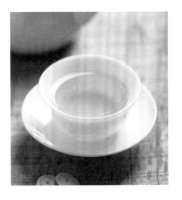

**1** 风热型咳嗽：薄荷 5 克，甘草 3 克，用沸水冲泡即可。常饮此茶，对咽喉痒痛有防治作用。

**2** 眼睛红肿：薄荷 10 克，夏枯草 10 克，菊花 10 克，黄连 5 克，鱼腥草 10 克。水煎服。

# 葛根

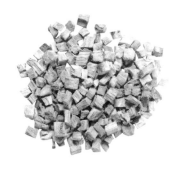

性　　味：性凉，味甘、辛
归　　经：归脾、胃经
药用部位：野葛的干燥根

## 功效主治

葛根生用可解肌退热、透疹、生津止渴，煨用可升阳止泻。主治外感发热头痛及风寒或风热所致的颈项强痛，脾虚泄泻、热泄、热痢及麻疹不透、热病口渴、阴虚消渴。

平时煮饭时，拌入适量葛根粉，有清心醒脾、促进智力的作用，适用于心神恍惚、言语失常、记忆衰退等病症。

## 治病养生方

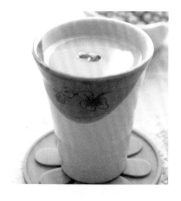

**2 阴虚热盛型糖尿病：**西洋参5克，枸杞子10克，生地黄5克，葛根5克。水煎当茶饮。

**3 清热宣肺：**葛根粉10克，葡萄干10粒。将以上材料放入碗中，用沸水冲泡，搅拌成糊状，加适量蜂蜜或白糖，拌匀即可。

**1 湿热型腹泻：**黄连10克，黄芩10克，木香10克，葛根10克，甘草5克。水煎当茶饮。

## 植物形态

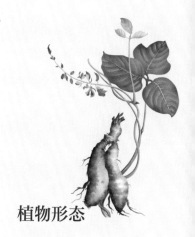

多年生藤本，长达10米，全株被黄褐色粗毛。叶互生，有长柄，三出复叶，顶端小叶的柄较长，叶片菱状圆形。总状花序腋生，蝶形花，蓝紫色或紫色，长15~19厘米。花期4~8月，果期8~10月。

## 用法用量

用量一般10~15克，煎服，大剂量可用到60克。

## 不宜服用的情况

胃虚寒者慎用。

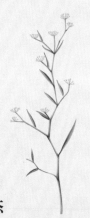

# 柴胡

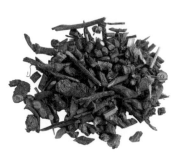

性　　味：性微寒，味苦、辛
归　　经：归肝、胆经
药用部位：柴胡的干燥根

## 植物形态

多年生草本。叶互生，基生叶先端具突尖，基部渐窄成长柄。复伞形花序顶生或腋生，花瓣5片，黄色，上部向内折。花期7~9月，果期9~10月。

## 用法用量

煎服，3~9克。生用解表退热，醋炙疏肝解郁，升阳用量宜轻。

## 不宜服用的情况

柴胡有发汗作用，真阴亏损、肝阳上亢及阴虚火旺者忌用。

## 功效主治

能调和表里、疏肝解郁、升举阳气，主治感冒发热、寒热往来、胸胁胀痛、口苦耳聋、疟疾；中气下陷所致的久泻、脱肛、月经不调、子宫脱垂等。

柴胡善解表退热，是治疗感冒发烧的良药，中医著名方子"小柴胡汤"就是以柴胡为主药。症见往来寒热的症状，柴胡常与黄芩、半夏、葛根、石膏等同用。

## 治病养生方

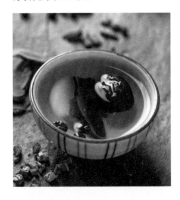

**1** 伤寒少阳证：柴胡9克，黄芩9克，人参9克，炙甘草9克，半夏9克，生姜9克，大枣4枚。水煎，去渣，温服，每日3服。

**2** 慢性肝炎：柴胡5克，丹参5克，五味子10克，灵芝10克，大枣5枚。水煎代茶饮。

**3** 脂肪肝：柴胡10克，枳壳10克，白芍10克，木香10克，山楂10克，甘草5克。水煎当茶饮。

**4** 风热型头痛：柴胡10克，升麻10克，白芷5克，细辛3克。水煎当茶饮。

# 菊花

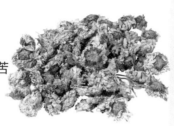

性　　味：性微寒，味辛、甘、苦
归　　经：归肺、肝经
药用部位：菊的干燥头状花序

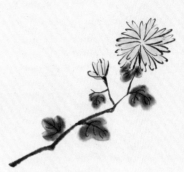

## 功效主治

能疏散风热、平抑肝阳、清肝明目、清热解毒，主治风热感冒、头痛眩晕、目赤肿痛、疮癣、中毒。疏散风热宜用黄菊花，平肝清肝宜用白菊花。

菊花与枸杞子泡茶喝，有非常好的清肝明目的作用，大名鼎鼎的明目良药——杞菊地黄丸，就是以这两味药为主药。

## 治病养生方

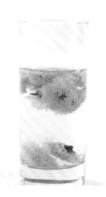

**1睑腺炎：**菊花9克。加水煎煮。头煎内服，二煎放凉后洗患处，每日2次。

**2产后腹痛：**菊花根3个。洗净捣汁，开水泡服，或加红糖及适量开水冲服。

**3高血压：**山楂15克，荷叶10克，菊花5克，决明子10克。沸水冲泡饮用，不仅能减肥，还具有健脾降浊的作用。

**4燥火型咳嗽：**菊花5朵，桔梗5克，雪梨1个，冰糖适量。菊花、桔梗加清水煮开，转小火继续煮10分钟，取汁，加入冰糖拌匀后，盛出待凉。雪梨洗净削去皮，梨肉切丁，加入菊花水即可，早晚服用。

## 植物形态

多年生草本，全体密被白色茸毛。叶互生，卵形或卵状披针形。头状花序顶生或腋生；总苞半球形，苞片3~4层。花期9~11月。

## 用法用量

煎服，5~9克，亦可泡茶。

## 不宜服用的情况

气虚胃寒、食少泄泻者慎用。

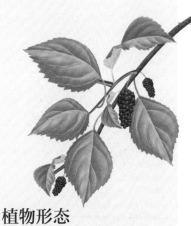

# 桑叶

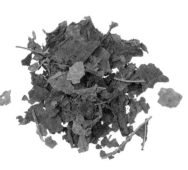

性　　味：性寒，味苦、甘
归　　经：归肺、肝经
药用部位：桑的干燥叶或鲜叶

## 植物形态

落叶乔木，植物体含乳液。树皮黄褐色，枝灰白色或灰黄色。叶互生，卵形或椭圆形。花单性，花黄绿色，与叶同时开放。花期3~4月，果期4~5月。

## 功效主治

具有疏散风热、清肺润燥、平抑肝阳、清肝明目、凉血止血的功效。可以用于治疗风热感冒、风热犯肺引起的肺热咳嗽、风热引起的目赤涩痛以及肝阳上亢眩晕等，还可治血热妄行之咳血、吐血、衄血。

 白天动辄出汗、夜晚心神不稳的人，可以将桑叶与豆豉、小米煮粥食用。

## 用法用量

桑叶鲜用或干制后使用皆可，鲜桑叶用量可到60克，干桑叶一般用量5~9克，煎服。

## 治病养生方

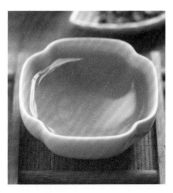

茶饮。

**1 养阴解表**：桑叶12克，百合30克，麦冬9克，杏仁10克。加水煎煮服用。

**2 防秋燥**：菊花10克，桑叶5克，枇杷叶5克。研成粗末，用开水冲泡代茶饮。

**3 糖尿病**：鲜车前30克，鲜桑叶60克，鲜杞果叶20克。以上3味中药同放入锅中，加清水煎煮，当茶饮用，每日1剂，连服7日。

**4 气管炎**：桑叶10克，菊花5克，杏仁10克，连翘5克，桔梗5克，甘草5克。水煎当茶饮。

## 不宜服用的情况

桑叶味苦，有收敛作用，热病汗多、斑疹已透者忌用。桑叶性寒，脾虚泄泻者慎用。

# 升麻

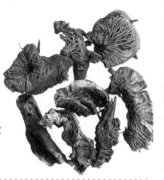

性　　味：性微寒，味辛、微甘
归　　经：归肺、脾、胃、大肠经
药用部位：升麻的干燥根茎

## 功效主治

解表透疹、清热解毒、升举阳气，主治风热表证，头痛、咽喉肿痛、口疮、麻疹不透；中气下陷引起的久泻久痢、脱肛，妇女崩漏，子宫脱垂。

 如果手术后出现便秘的情况，可以用白术 60 克，生地黄 30 克，升麻 3 克，水煎服，每日 1 剂。

## 治病养生方

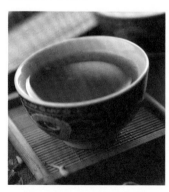

**1 便秘**：升麻 3 克，肉苁蓉 15 克，瓜蒌仁 15 克，炒枳壳 9 克，郁李仁 6 克，怀牛膝 12 克，火麻仁 12 克。用清水煎煮，趁温饮服，每日 2 次，有润肠通便作用。

**2 风热型头痛**：金银花 15 克，连翘 10 克，升麻 3 克。用开水冲泡，当茶饮用。

**3 胃下垂**：党参 20 克，黄芪 30 克，升麻 5 克，柴胡 5 克，生姜 5 片，大枣 10 枚。用清水煎煮 2 次，每次半小时。将 2 次药汁合并，分为 3 份，每日早中晚各服 1 次。

## 植物形态

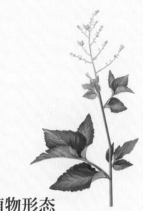

多年生草本。根茎呈不规则块状，茎直立，上部有分枝。叶为羽状复叶。复总状花序有分枝，花是白色或绿白色，无花瓣，雄蕊数量多。花期 7~8 月，果期 9 月。

## 用法用量

煎服，3~9 克。外用研末调敷，煎水含漱或淋洗。

## 不宜服用的情况

麻疹已透、阴虚火旺及阴虚阳亢者忌用。

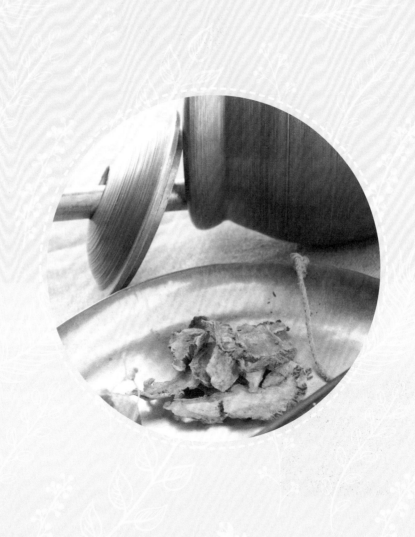

# 第三章
# 清热类中药

　　凡以清解里热为主要作用的药物，称为清热药。清热药都是药性寒凉，主要用于痢疾以及目赤肿痛、咽喉肿痛等呈现各种里热证候。

　　清热类中药又分清热泻火药、清热解毒药、清热凉血药、清热燥湿药、清退虚热药五类。

　　清热类中药属寒凉，多服久服能损伤阳气，故对于阳气不足，或脾胃虚弱者须慎用，如遇真寒假热的症候，当忌用。

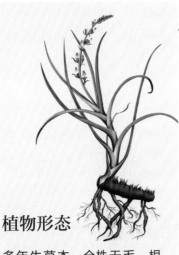

## 植物形态

多年生草本，全株无毛。根状茎肥厚，下面生有多数肉质须根。叶先端渐尖而近丝状；总状花序较长，花粉红色、淡紫色至白色，花被片条形。花期5~8月，果期8~9月。

## 用法用量

一般用量为6~12克，煎服。

## 不宜服用的情况

脾胃虚寒，大便溏泄者忌用。

# 清热泻火药

清热泻火药主要适用于气分实热证，症见高热、口渴、汗出、烦躁、甚或神昏谵语，脉洪大等。以及肺热咳嗽、胃热口渴、心火烦躁、肝火目赤等脏腑实热证。

# 知母

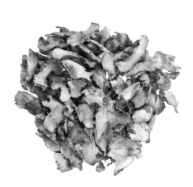

性　　味：性寒，味苦、甘
归　　经：归肺、胃、肾经
药用部位：知母的根茎

## 功效主治

具有清热泻火、滋阴润燥的功效。可以用于治疗热病高热、烦躁、口渴等症；肺热燥咳、痰黄、发热等；虚劳发热、阴虚内热和消渴等。知母性寒质润，有滑肠作用。

知母能清肺热、清胃火，故适用于肺胃有实热的病症。常和石膏同用，可以增强石膏的清热泻火作用。

## 治病养生方

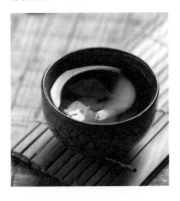

**1 糖尿病**：知母10克，麦冬10克，党参10克，石膏30克，元参12克，生地黄18克。水煎，每日1剂。

**2 肺炎**：知母5克，枸杞子15克，百合10克，麦冬10克，川贝母5克。水煎当茶饮。

# 决明子

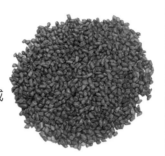

性　　味：性微寒，味甘、苦、咸
归　　经：归肝、大肠经
药用部位：决明的干燥成熟种子

## 功效主治

具有清热明目、润肠通便的功效。可以用于治疗肝热或风热上攻所致目赤肿痛；肝阳上亢之头痛、眩晕；热结肠内所致大便干结、习惯性便秘。

入药用的决明子通常需要经过炒制，再与菊花、枸杞子泡茶饮用。冲入沸水，盖上盖闷 20 分钟，是很好的清肝明目茶，可减缓及改善眼疾。

## 治病养生方

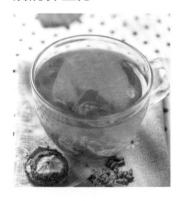

**1 清肝泻火**：决明子 10 克，山楂 10 克，槐花 5 克，荷叶 3 克。用开水冲泡 15 分钟即可，代茶饮。

**2 气管炎**：决明子 25 克，紫菜 30 克。加清水适量，煎煮 20 分钟，取汁服用。

**3 肥胖**：决明子 20 克，泽泻 20 克，薤白 20 克。用清水煎煮，取汁，每日 1 剂，分为 3 次服用。

## 植物形态

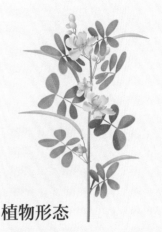

一年生草本，高约 1 米。茎直立，上部多分枝，全株被短柔毛。叶互生，偶数羽状复叶；小叶 3 对，倒卵形。花腋生，成对；花瓣 5 片，倒卵形或椭圆形，具短爪，黄色。花期 6~8 月，果期 9~10 月。

## 用法用量

一般用量 10~15 克，大剂量可用到 30 克，煎服。

## 不宜服用的情况

气虚便溏者不宜用。不可长期服用决明子，决明子有润肠通便作用，长期服用会损伤人体的正气。

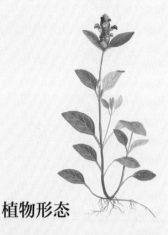

## 植物形态

多年生草本。叶对生,近基部的叶有柄,上部叶无柄;叶片椭圆状披针形,全缘或略有锯齿。轮伞花序顶生,呈穗状,花冠紫色、蓝紫色或红紫色。花期5~6月,果期6~7月。

## 用法用量

煎服,9~15克;或熬膏用。

## 不宜服用的情况

脾胃虚弱、大便溏泻者忌用。

# 夏枯草

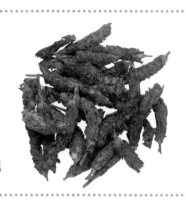

性　　味:性寒,味辛、苦
归　　经:归肝、胆经
药用部位:夏枯草的干燥果穗

## 功效主治

清热泻火,清肝明目,消肿、散结,主治瘰疬(luǒ lì)、瘿瘤、乳痈肿痛、乳癌、眼珠夜痛、流泪不止、头昏目眩、口眼歪斜、筋骨疼痛。

肝火旺盛的人只要喝一喝凉茶,火气就消了大半。很多凉茶的成分中都有夏枯草这味中药,平时用夏枯草泡茶喝,对火旺、脾气急的人是很有好处的。

## 治病养生方

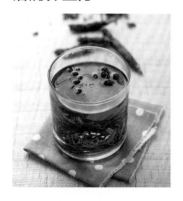

**3 理气散瘀:**夏枯草、当归、香附各10克,大米50克。将中药混和加清水适量煎20分钟,取汁加入大米,共煮成粥,加红糖调味,每周2次。

**4 清热降脂:**夏枯草30克,丝瓜络10克,冰糖适量。将药材加4碗水,用大火煮沸,再改小火煮至剩汁约1碗时,取汁,再将冰糖熬化,加入药汁煮5分钟即可。

**1 高血压:**夏枯草10克,女贞子10克,菊花5克。水煎服,每日1剂。

**2 治头痛:**夏枯草15克,菊花15克,决明子15克。水煎当茶饮。

# 栀子

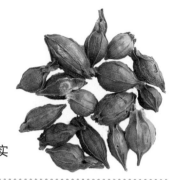

性　　味：性寒，味苦
归　　经：归肺、心、三焦经
药用部位：栀子的干燥成熟果实

## 功效主治

具有泻火除烦、清热利湿、凉血解毒的功效。可以用于治疗外感热病引起的心胸烦闷不眠、高热烦躁、温热黄疸，血热妄行引起的吐血、鼻出血等。

如果女性产后得了急性乳腺炎，可以用栀子仁3克研为细末，大米50克，白糖适量，一起加水煮粥食用。每日1剂，连续服用3~5天。

## 治病养生方

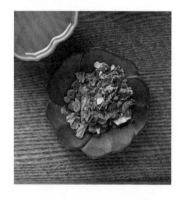

1 **热病心烦，烦躁不安**：栀子9克，香豉4克。先煎栀子，再入香豉同煎，去渣，分2次服用。

2 **身热、发黄、心烦、口渴、苔黄**：栀子10克，炙甘草3克，黄柏6克。水煎，去渣，温服。

3 **眼红肿痛**：栀子叶、菊花各9克，黄芩、龙胆、甘草各6克。水煎服，每日1剂，连服15日。

4 **鼻出血**：栀子适量焙干，研为细末，每次取少许吹入鼻腔，用消毒棉塞压。

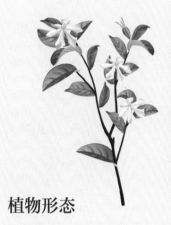

## 植物形态

常绿灌木。叶对生或三叶轮生，革质，长圆状披针形或卵状披针形。花单生，大型，白色，极香，花冠旋卷。花期5~7月，果期8~11月。

## 用法用量

一般用量5~10克，煎服或研末外敷。

## 不宜服用的情况

脾虚便溏者忌用。

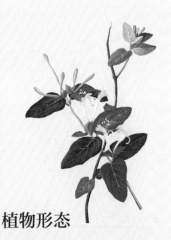

## 植物形态

多年生半常绿缠绕木质藤本。茎中空，多分枝，幼枝密被短柔毛和腺毛。叶对生，叶纸质，叶片卵形、长圆卵形或卵状披针形。花成对腋生，花初开时为白色，2~3天后变金黄色。花期4~7月，果期6~11月。

## 用法用量

一般用量6~15克，煎服。

## 不宜服用的情况

脾胃虚寒及气虚疮疡脓清者忌用。不可与寒凉的食物同食，易损伤人体阳气。

# 清热解毒药

清热解毒药性多属寒凉，清热之中更长于解毒，具有清解火热毒邪的作用。适用于治疗痈肿疔疮，丹毒，瘟毒发斑，痄腮，咽喉肿痛，热毒下痢，癌肿，水火烫伤以及时疫热病等。

# 金银花

性　　味：性寒，味甘
归　　经：归肺、心、胃经
药用部位：忍冬的干燥花蕾或带初开的花

## 功效主治

具有清热解毒、疏散风热的功效。可以用于治疗外感风热或温病初起的表证未解，里热又盛、疮痈肿毒、咽喉肿痛；热毒引起的泻痢便血。

 取金银花适量，泡茶喝，对各种上火症状有显著改善作用。如果在金银花茶中调入适量蜂蜜，则可用于小儿夏天长痱子的辅助治疗。

## 治病养生方

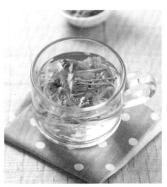

**1** **高血压**：金银花3克，菊花3克。泡茶，每日饮用3次。

**2** **慢性咽炎**：金银花15克，玄参15克，知母10克，黄芩10克，桔梗10克，甘草10克，蜂蜜适量。水煎，去渣，代茶饮。

# 连翘

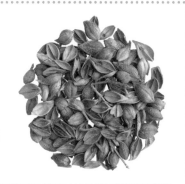

性　　味：性微寒，味苦
归　　经：归肺、心、小肠经
药用部位：连翘的干燥果实

## 功效主治

具有清热解毒、消肿散结、疏散风热的功效。可以用于治疗风热感冒、发热、心烦、咽喉肿痛、斑疹、丹毒、瘰疬、痈疮肿毒、热淋、急性肾炎等。

用大枣 5 枚，黑豆 50 克，连翘 5 克一起加水煮成粥，有清热解毒，益精生发的作用。

## 治病养生方

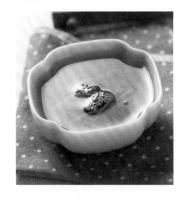

**1** 小儿发热：连翘 6 克，防风 6 克，炙甘草 6 克，山栀子 6 克。将以上 4 味中药研成细末，每次取 10 克，水煎，去渣，温服。

**2** 清热解毒：连翘 9 克，牛蒡子 9 克，荆芥 5 克，白糖适量。牛蒡子、连翘、荆芥共装入纱布袋内，加水适量，水煎取汁，加入适量白糖调味。当茶饮，每日 1 剂。

**3** 治乳腺炎：连翘 15 克，野菊花 15 克，蒲公英 30 克，王不留行 9 克。水煎服，每日 1 剂，每次适量。

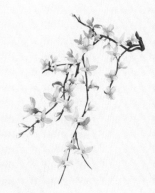

## 植物形态

落叶灌木，高 2~4 米。枝开展或伸长，稍带蔓性，常着地生根。单叶对生，或成为 3 小叶，叶片多卵形、长卵形、边缘有不整齐的锯齿。花先于叶开放，腋生，黄色，4 片。花期 3~5 月，果期 7~8 月。

## 用法用量

煎服，6~15 克。

## 不宜服用的情况

脾胃虚寒及气虚脓清者不宜服用。

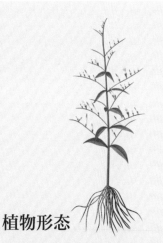

# 穿心莲

性　　味：性寒，味苦
归　　经：归心、肺、大肠、膀胱经
药用部位：穿心莲的干燥地上部分

## 植物形态

一年生草本。茎具4棱，多分枝，节处稍膨大。叶对生，披针形或长椭圆形。总状花序顶生和腋生，集成大型的圆锥花序，花冠淡紫色。花期9~10月，果期10~11月。

## 用法用量

煎服，6~9克；也可入丸、入散；外用适量。

## 不宜服用的情况

脾胃虚寒者不宜用。

## 功效主治

具有清热解毒、凉血消肿燥湿的功效。可以用于治疗感冒发热、咽喉肿痛、口舌生疮、肺热咳喘、湿热泻痢、热淋涩痛、痈疮肿疡、毒蛇咬伤等。

 食用的新鲜穿心莲与中药穿心莲并非一种植物，药用穿心莲不宜直接食用，全植味极苦。

## 治病养生方

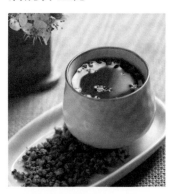

穿心莲研成细末，与茶油调和，涂抹于患处。

**3 急性阑尾炎**：穿心莲18克，野菊花30克，用清水煎煮后当茶饮。

**4 上呼吸道感染**：穿心莲9克，车前草9克，水煎浓缩至30毫升，稍加冰糖，分3次服，每日1剂。

**1 细菌性痢疾**：穿心莲9克，木香10克，甘草10克。用清水煎煮后当茶饮。

**2 湿疹、烧烫伤**：穿心莲30克，茶油适量。

# 板蓝根

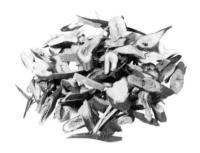

性　　味：性寒，味苦
归　　经：归心、胃经
药用部位：菘蓝的干燥根

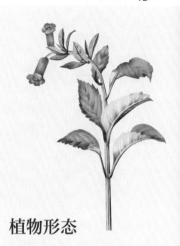

## 功效主治

具有清热解毒、凉血、利咽的功效。可以用于治疗外感风热或温病初起、发热、头痛、咽喉肿痛、口咽干燥及急性扁桃体炎、腮腺炎等。

板蓝根是治感冒的经典中药，"板蓝根冲剂"就是以它为材料制成的。防治感冒可用板蓝根18克，研粗末，用清水煎煮后当茶饮用。

## 植物形态

多年生草本。叶对生，叶片倒卵状椭圆形或卵状椭圆形。花无梗，成疏生的穗状花序，显淡紫色。花期6~10月，果期7~11月。

## 治病养生方

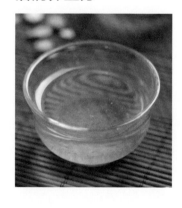

**3 腮腺炎**：板蓝根30克，金银花15克，蜂蜜20克。将板蓝根洗净，晒干或烘干，切成片，与洗净的金银花同放入砂锅，加清水浓煎2次，每次半小时，合并2次滤汁，趁温热加入蜂蜜，拌匀即可，早晚服用。

**1 肝炎**：板蓝根15克。水煎服，每日1剂。

**2 增强免疫力**：板蓝根8克，猪腱子100克，大枣、盐各适量。小火煮2个小时即可，每周食用2次。

**4 润肤养颜**：板蓝根50克，薏米100克。将板蓝根煮沸半小时后，取出药汁与薏米一同煮粥。

## 用法用量

一般用量为9~15克，煎服。

## 不宜服用的情况

体虚而无实火热毒者忌用。脾胃虚寒者慎用。

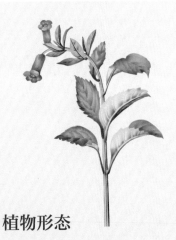

# 大青叶

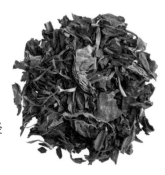

性　　味：性寒，味苦
归　　经：入心、肝、脾、胃经
药用部位：菘蓝的干燥叶

## 植物形态

多年生草本。叶对生，叶片倒卵状椭圆形或卵状椭圆形。花无梗，成疏生的穗状花序，显淡紫色。花期6~10月，果期7~11月。

## 功效主治

清热解毒、凉血消斑，主治温病热盛烦渴、流行性感冒、急性传染性肝炎、菌痢、急性胃肠炎、急性肺炎、吐血、黄疸、痢疾、喉痹、口疮、鼻出血等。

 大青叶可以治疗疱疹，很多疱疹都是由于病毒引起的，把大青叶捣碎，用纱布包好，涂抹在有疱疹的地方。

## 用法用量

煎服，干品9~15克，鲜品30~60克；外用适量。

## 不宜服用的情况

脾胃虚寒者忌用。

## 治病养生方

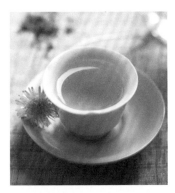

**1** **咽喉唇肿，口舌糜烂，口干面热**：大青叶100克，升麻100克，大黄100克，生地黄150克。将以上4味中药研成细末，每次取10克，水煎，去渣，温服。

**2** **小儿高热**：大青叶适量。大青叶研成细末，每次1.5克，患病期每日服用3次。

**3** **无黄疸型肝炎**：大青叶100克，丹参50克，大枣10枚，水煎服用，每次适量。

**4** **预防乙脑、流脑**：大青叶25克，黄豆50克，水煎服用，每日1剂，连续服用7日。

# 土茯苓

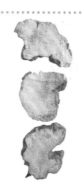

性　　味：性平，味甘、淡
归　　经：归肝、胃经
药用部位：菝葜（bá qiā）的干燥块茎

## 功效主治

具有解毒、除湿、通利关节的功效，主治梅毒、淋浊、脚气、疔疮、痈肿、瘰疬及汞中毒所致的肢体拘挛、筋骨疼痛等。

土茯苓和茯苓不同，要加以区别，茯苓是利水渗湿药。茯苓是一种生在松树根部下面的菌类生物，茯苓长得跟甘薯一样，土茯苓是一种常绿的灌木。

## 治病养生方

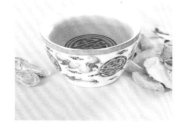

**1 梅疮毒**：土茯苓30克，水和白酒各一半。煎服。

**2 皮炎**：土茯苓60克。水煎，当茶饮。

**3 肺炎**：郁金20克，土茯苓50克。用水煎煮郁金和土茯苓，过滤留汁，加入蜂蜜20克，每日当茶饮。

**4 肾虚白带多**：海马1对，杜仲15克，黄芪30克，桃仁12克，白果10克，白芷10克，土茯苓30克。水煎2次，分2次服，每日服用1~2剂。

## 植物形态

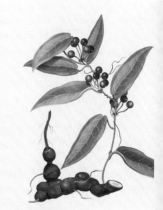

攀缘状灌木。根状茎粗厚，有明显结节，着生多数须根，茎无刺。单叶互生，花单性，雌雄异株；伞形花序腋生，花序梗极短；花小，白色，花瓣6片。花期7~8月，果期9~10月。

## 用法用量

煎服，15~60克，也可外用，适量。

## 不宜服用的情况

肝肾阴虚者慎用。服药时忌饮茶。

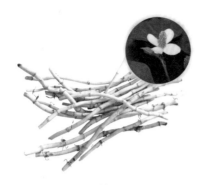

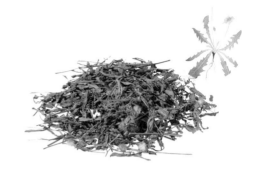

# 鱼腥草

| | |
|---|---|
| 性　　味： | 性微寒，味辛 |
| 归　　经： | 归肺经 |
| 药用部位： | 蕺（jí）菜的干燥地上部分 |
| 用法用量： | 一般用量15~25克，可煎服、捣汁、煎水洗等 |
| 注意事项： | 虚寒症者忌用，女性月经期间要停用 |

## 功效主治

具有清热解毒、消痈排脓、利尿通淋的功效。可以用于治疗痰热喘咳、热痢、痈肿疮毒、热淋、肺炎、水肿、湿疹等。

## 植物形态

多年生草本，有腥臭气。叶互生，心形或阔卵形。穗状花序生于茎顶，与叶对生，基部有白色花瓣状苞片4枚；花小，无花被。花期5~8月。

## 治病养生方

**1** 痢疾：鱼腥草20克，山楂炭10克。水煎加蜜糖服用。

**2** 热淋、白浊、白带：鱼腥草25克，水煎服。

# 蒲公英

| | |
|---|---|
| 性　　味： | 性寒，味苦、甘 |
| 归　　经： | 归肝、胃经 |
| 药用部位： | 蒲公英的干燥全草 |
| 用法用量： | 一般用量9~15克，可煎服、外敷，煎水洗等 |
| 注意事项： | 阳虚外寒、脾胃虚弱者忌用；用量过大可致腹泻 |

## 功效主治

具有清热解毒、消肿散结、利湿通淋的功效。可以用于治疗痈肿疔毒、乳痈肿痛、热淋涩痛、湿热黄疸等。

## 植物形态

花单个生于顶端，花茎上部长满白色丝状毛，花瓣舌状。叶生于底部，排成莲座状，边缘浅裂或作不规则羽状分裂。果实外面长满白色冠毛。

## 治病养生方

**1** 热淋、小便短赤：蒲公英15克，玉米须15克。水煎，去渣，代茶饮。

**2** 急性乳腺炎：金银花15克，蒲公英15克。用开水冲泡，当茶饮用。

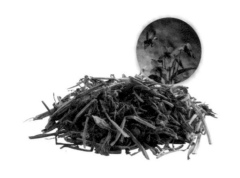

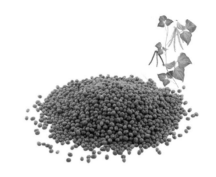

# 紫花地丁

| | |
|---|---|
| 性　　味：| 性寒，味苦、辛 |
| 归　　经：| 归心、肝经 |
| 药用部位：| 紫花地丁的干燥全草 |
| 用法用量：| 一般用量15~30克,可煎服、外用等 |
| 注意事项：| 体质虚寒者忌服 |

## 功效主治

有清热解毒、凉血消肿的功效。可以用于治疗疔疮肿毒、毒蛇咬伤及痢疾、乳腺炎；外敷可治跌打损伤、痈肿等。

## 植物形态

多年生草本。无地上茎，根状茎短，垂直，淡褐色。枝叶多数，基生，莲座状。花朵中等大，花瓣5片，紫色或淡紫色。花期4~9月，果期5~10月。

## 治病养生方

1 **黄疸内热**：紫花地丁适量。研末，每服15克，白酒送服。

2 **咽喉肿痛**：野菊花15克，蒲公英15克，紫花地丁15克，连翘10克，水煎服。

# 绿豆

| | |
|---|---|
| 性　　味：| 性寒，味甘 |
| 归　　经：| 归心、胃经 |
| 药用部位：| 绿豆的种子 |
| 用法用量：| 一般用量15~30克,可煎服、外用等 |
| 注意事项：| 脾胃虚寒、肠滑泄泻者忌服 |

## 功效主治

具有清热解毒、消暑、利水的功效。可以用于治疗暑热烦渴、感冒发热、痰热哮喘、头痛目赤、口舌生疮、水肿尿少、疮疡痈肿、药物及食物中毒等。

## 植物形态

小叶3片，叶阔卵形至棱状，侧生小叶偏斜。总状花序腋生；花黄绿色。花期6~7月，果期8月。

## 治病养生方

1 **呕吐**：花椒6克，绿豆50克。用清水煎煮，取汁，频饮。

2 **清热利湿**：将金银花、杏仁、绿豆、大米、糯米、蜂蜜各适量,一起煮粥。

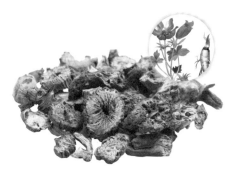 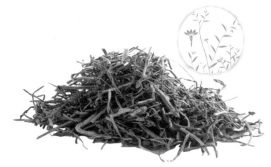

# 白头翁

性　　味：性寒，味苦
归　　经：归胃、大肠经
药用部位：白头翁的根
用法用量：一般用量9~15克，鲜品
　　　　　15~30克，可煎服、外用等
注意事项：虚寒泻痢者忌用

### 功效主治

具有清热解毒、凉血止痢的功效。可以用于治疗热毒痢疾、疮痈肿毒及血痔、带下、阴痒等。

### 植物形态

多年生草本，全株密被白色茸毛。基生叶4~5片，中央裂片通常有柄。花单生，蓝紫色。花期4~5月。

### 治病养生方

**1** **清热解毒**：白头翁30克，黄连10克，大米50克。水煎白头翁和黄连，去渣，取汁，将大米放入药汁中煮粥。

**2** **温疟**：白头翁30克，柴胡6克，半夏6克，黄芩6克，槟榔6克，甘草2克。水煎服。

# 半边莲

性　　味：性平，味辛
归　　经：归心、小肠、肺经
药用部位：半边莲的干燥全草
用法用量：一般用量10~15克，鲜品
　　　　　30~60克，可煎服、外用等
注意事项：虚证水肿者忌用

### 功效主治

具有清热解毒、利水消肿的功效。可以用于治疗毒蛇咬伤、痈肿疔疮、扁桃体炎、湿疹、足癣、跌打损伤以及湿热黄疸、肠炎、肾炎、肝硬化腹水。

### 植物形态

多年生蔓生草本。茎细长，折断时有黏性乳汁渗出。叶绿色，无柄。花单生于叶腋，花萼绿色。花期5~8月。

### 治病养生方

**1** **黄疸**：半边莲30克，白茅根30克。水煎，去渣，分2次温服。

**2** **乳腺炎**：鲜半边莲适量，捣烂敷患处。

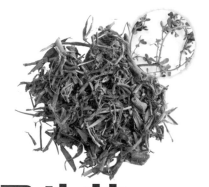

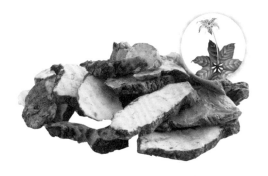

# 马齿苋

| | |
|---|---|
| **性　　味**：性寒，味酸 |
| **归　　经**：归肝、大肠经 |
| **药用部位**：马齿苋的干燥地上部分 |
| **用法用量**：一般用量9~15克，鲜品<br>30~60克，可煎服、外敷等 |
| **注意事项**：脾胃虚寒、肠滑泄泻者忌用 |

## 功效主治

具有清热解毒、凉血止血、止痢的功效。可以用于治疗痢疾、肠炎、肾炎、产后子宫出血、便血、乳腺炎等。

## 植物形态

一年生草本。叶互生或近对生，倒卵形、长圆形或匙形。花常3~5朵簇生于枝端；花瓣5片，淡黄色。花期5~8月。

## 治病养生方

**1** **小便热淋**：鲜马齿苋适量，洗净，捣碎，取汁1小碗，服用。

**2** **肛门肿痛**：马齿苋30克，三叶酸草30克。水煎，去渣，取汁，用药液熏洗患处，每日2次。

# 重楼

| | |
|---|---|
| **性　　味**：性微寒，味苦，有小毒 |
| **归　　经**：归肝经 |
| **药用部位**：七叶一枝花的根茎 |
| **用法用量**：煎服，3~9克；外用适量，<br>捣汁或研末 |
| **注意事项**：体虚、无实火热毒、阴证外<br>疡者及孕妇均忌用 |

## 功效主治

具有清热解毒、消肿止痛、凉肝定惊的功效，可治疗疔肿痈肿、毒蛇咬伤、跌扑伤痛、惊风抽搐。

## 植物形态

多年生草本。根状茎粗壮，圆锥状或圆柱状。叶7~10片，轮生于茎顶。花单生于茎顶，在轮生叶片上端。花期7~8月。

## 治病养生方

**1** **疮痈疔毒**：重楼10克，蒲公英15克，金银花15克，水煎服。

**2** **肿毒**：重楼生品晒干，打成粉，用水调和后直接包在患处。

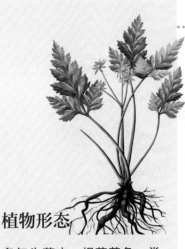

## 植物形态

多年生草本。根茎黄色，常分枝，密生须根。叶基生，无毛；叶片稍带革质，卵状三角形。花茎1~2厘米，与叶等长或更长。花期2~4月，果期3~6月。

## 用法用量

一般用量2~5克，可煎服、外用等。

## 不宜服用的情况

脾胃虚寒者、阴虚伤津者忌用。

# 清热燥湿药

清热燥湿药多用于湿热内蕴或湿邪化热的症候，如心烦口苦、小便短赤、泄泻、痢疾、黄疸、关节肿痛、耳肿疼痛流脓等病症。

# 黄连

性　　味：性寒，味苦
归　　经：归心、脾、胃、胆、大肠经
药用部位：黄连的干燥根茎

## 功效主治

具有清热燥湿、泻火解毒的功效。可以用于治疗湿热内蕴、肠胃湿热导致的呕吐、泻痢等。此外，黄连还能治疗温病高热、口渴烦躁、血热吐衄以及热毒疮疡、消渴等。外治湿疹、湿疮、耳道流脓。

俗语有言"命比黄连苦"，黄连是一味苦药，黄连之苦可使胃气下行，可治疗因胃气上壅造成的打嗝等病症。用黄连8克，紫苏叶15克，用清水煎煮后服用。

## 治病养生方

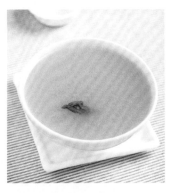

**1** 阴虚火旺型失眠：黄连2克，合欢花5克，夜交藤5克，郁金5克。水煎服，每日睡前服用。

**2** 湿疹：黄连25克，用500毫升清水浓煎，煎好后加入50克蜂蜜，晾凉，每日3次，每次50毫升。

# 黄芩

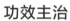

性　　味：性寒，味苦
归　　经：归肺、胆、脾、胃、大肠、小肠经
药用部位：黄芩的干燥根

## 功效主治

具有清热燥湿、泻火解毒、止血安胎的功效。主治烦热消渴、肺热咳嗽、湿热泻痢、黄疸、吐血、鼻出血、崩漏、带下、目赤肿痛、胎动不安、痈肿疮毒等。

黄芩清热多生用，安胎多炒用，清上焦热可酒炙用，止血可炒炭用。

## 治病养生方

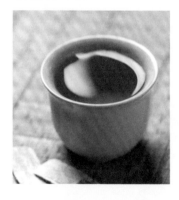

**1** 热泻热痢，泻下赤白，腹痛里急，肛门灼热：黄芩9克，芍药9克，炙甘草3克，大枣4枚。水煎，去渣，温服，早、晚各服1次。

**2** 发热头痛、全身酸痛：黄芩、柴胡各10克，水煎取汁，加大米煮为稀粥，待粥熟时调入白糖，再煮沸即可。每日1剂，连续5~7日。

**3** 口臭：藿香10克，紫苏子10克，黄芩10克，栀子5克，甘草5克。水煎当茶饮。

**4** 阴虚热盛型糖尿病：葛根10克，天花粉10克，生晒参5克，麦冬5克，黄芩3克。水煎当茶饮。

## 植物形态

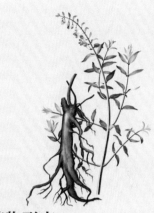

多年生草本，高15~30厘米。主根粗壮，略呈圆锥形，棕褐色。茎四棱形，具细条纹。叶对生，披针形至条状披针形，全缘，下面密被下陷的腺点。总状花序顶生，花偏生于花序一侧；花冠紫色、紫红色至蓝紫色。花期7~8月，果期8~9月。

## 用法用量

煎服，3~10克。清热多生用，安胎多炒用，止血多炭用，清上焦热多酒炙用。

## 不宜服用的情况

脾胃虚寒、食少便溏者禁用。

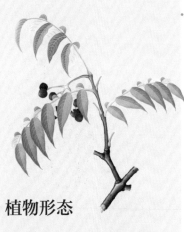

## 植物形态

落叶乔木。树皮外层灰色，表面有纵向沟裂，内皮鲜黄色。叶对生，奇数羽状复叶。花序圆锥状，花单性，较小。花期5~6月，果期9~10月。

## 用法用量

一般用量3~12克，可煎服、外用等。

## 不宜服用的情况

脾虚泄泻、胃弱食少者忌用。

# 黄柏

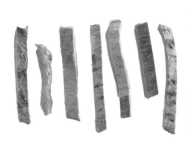

性　　味：性寒，味苦
归　　经：归肾、膀胱、大肠经
药用部位：黄檗的干燥树皮

## 功效主治

具有清热燥湿、泻火解毒、除蒸疗疮的功效。可以用于治疗湿热泻痢、消渴、黄疸、梦遗、淋浊、痔疮、便血、白带、骨蒸潮热、热痹、热淋、目赤肿痛、口舌生疮、疮疡肿毒。

黄柏所含的多种生物碱有降脂、利胆之作用，能够很好地促进胆汁分泌，促进胆红素排出。黄柏尤其对乙肝病毒有抑制作用。

## 治病养生方

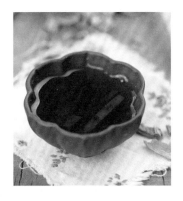

桑葚12克。焙干研细末，炼蜜为丸，如梧桐子大。每次9丸，早、晚各服1次，20天为1个疗程。

**3女性更年期综合征**：仙茅6克，淫羊藿9克，核桃仁9克，龟板9克，黄柏6克，知母6克。水煎服。

**1痢疾**：黄柏50克，黄连10克。共研细末混匀，水泛为丸。每次6克，每日服2次。

**2脱发**：黄柏60克，当归60克，侧柏叶12克，

**4补脾祛湿，治由湿热引起的白带黄色**：炒芡实30克，淮山药30克，黄柏6克，车前子6克，白果9克。水煎服。

# 龙胆草

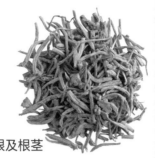

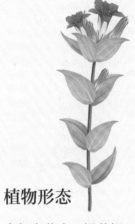

性　　味：性寒，味苦
归　　经：归肝、胆经
药用部位：龙胆或三花龙胆的干燥根及根茎

## 功效主治

具有清下焦湿热、泻肝胆实火的功效。主治肝经热盛、惊痫狂躁；肝火所致的头痛目赤、咽痛、胁痛口苦以及黄疸、热痢、痈肿疮疡、阴囊肿痛、阴部瘙痒。

龙胆草性寒而能泻火，善泻肝经之实火，并能清除湿热，常用于属肝胆湿热的各种病症。如急性黄疸型肝炎、急性胆囊炎等。

## 治病养生方

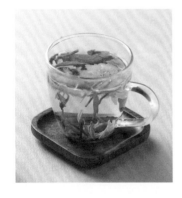

**1 带状疱疹：**龙胆6克，车前子6克，木通6克，生地黄6克，栀子6克，黄芩6克，泽泻12克，当归10克，柴胡6克，甘草6克。水煎，去渣，温服，每日1剂。

**2 肝阳上亢型高血压：**龙胆10克，菊花6克，槐花6克，绿茶6克。将菊花、槐花、绿茶、龙胆掺和均匀后放入杯中，然后用开水冲泡10分钟。

**3 清热养肝：**柴胡5克，龙胆草3克，泽泻5克，黄芩3克，栀子3克，木通10克，车前子15克，当归尾10克，生地黄20克，甘草6克，大米100克。将所有药材水煎成汁，和大米放入砂锅内，加水共煮成粥。

## 植物形态

多年生草本。根茎短，簇生多数细长的根。叶对生，基部叶甚小，鳞片状。花无梗，数朵成束，花冠深蓝色至蓝色，钟形。花期9~10月。

## 用法用量

煎服，3~6克。

## 不宜服用的情况

大苦大寒，极易伤胃，故用量不宜过大，脾胃虚弱泄泻及无湿热实火者忌用，勿空腹服用。

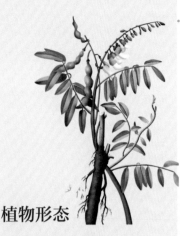

## 植物形态

半灌木。茎枝草本状，绿色，具不规则的纵沟。奇数羽状复叶，互生，小叶 5~21 片。总状花序顶生，花淡黄白色，花冠蝶形。花期 5~7 月，果期 7~9 月。

## 用法用量

煎服，5~10 克；外用适量。

## 不宜服用的情况

脾胃虚寒者忌用。忌与藜芦同用。

# 苦参

性　　味：性寒，味苦

归　　经：归心、肝、胃、大肠、膀胱经

药用部位：苦参的干燥根

## 功效主治

具有清热燥湿、杀虫利尿的功效。主治湿热泻痢、痔疮便血、黄疸、赤白带下、小儿肺炎、疳积、急性扁桃体炎、阴肿湿痒、皮肤瘙痒、疥癣恶疮、瘰疬、烫伤。

苦参花椒茶除脚气，苦参 15 克，花椒 10 克，绿茶 10 克，陈醋 50 毫升。加热开水 2500 毫升，浸泡 2 小时，晚上睡觉前把药液倒入盆内，泡洗双脚 30 分钟，连用 7 天为 1 个疗程。

## 治病养生方

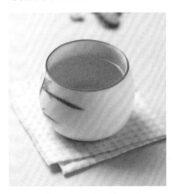

1 **妊娠小便刺痛**：当归 100 克，贝母 100 克，苦参 100 克。将以上 3 味中药研成细末，炼蜜为丸，如赤小豆大，每服 3 丸，每日 2 次。

2 **心脾两虚型失眠**：酸枣仁 20 克，苦参 30 克。将苦参、酸枣仁加清水煎煮，煎至汤汁剩 20 毫升时即可。睡前 20 分钟服用，坚持 10 天。

3 **皮肤瘙痒**：荆芥 10 克，苍术 10 克，益母草 30 克，蝉蜕 5 克，苦参 3 克，白鲜皮 15 克，地肤 15 克，蛇床子 15 克，生地黄 15 克，土茯苓 15 克。将所有中药用水煎煮，每日 2 次。

# 白鲜皮

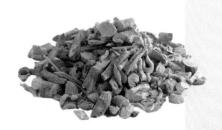

性　　味：性寒，味苦

归　　经：归脾、胃、膀胱经

药用部位：白鲜的根皮

## 功效主治

具有清热燥湿、祛风止痒、解毒的功效。可以用于治疗风热湿毒所致的风疹、湿疹、疥癣、黄疸、风湿热痹等。

白鲜皮是一味免疫抑制药，又是抗过敏、抗变态反应药，临床对急慢性皮肤过敏有效，如荨麻疹、过敏性皮炎、药疹、接触性皮炎、过敏性紫癜、银屑病等。

## 治病养生方

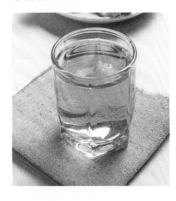

**1** 产后中风：白鲜皮 10 克，加水煎煮，分多次服用。耐酒者可酒、水等分煮之。

**2** 急性肝炎：茵陈 15 克，白鲜皮 9 克，栀子 9 克，大黄 9 克。水煎服。

**3** 皮肤瘙痒：败酱草 50 克，白鲜皮 30 克，地肤子 30 克，百部 30 克，蛇床子 30 克，苦参 30 克。水煎，去渣，取汁，用药汁擦洗全身，每日 1 次。

**4** 风湿性关节炎、关节拘挛疼痛：香加皮 25 克，穿山龙 25 克，白鲜皮 25 克，白酒 1000 毫升。将以上中药放入瓷罐中，倒入白酒浸泡 7 天即可。每天服 10 毫升。

## 植物形态

多年生草本，全株有特异的刺激气味。奇数羽状复叶对生，小叶 5~13 片，无柄，在叶轴上对生，边缘有细锯齿。总状花序，花白色或淡红色，花瓣 5 片，花期 4~5 月，果期 5~6 月。

## 用法用量

煎服，5~10 克；外用适量，煎汤洗或研粉敷。

## 不宜服用的情况

脾胃虚寒者慎用，不可久服。白鲜皮不宜与螵蛸、桔梗、茯苓、萆薢等一同使用。

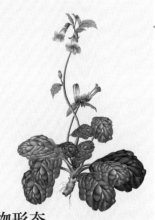

## 植物形态

多年生草本，全株有白色长柔毛和腺毛。根茎肉质。叶基生成丛，倒卵状披针形，边缘有不整齐钝齿，叶面皱缩。花葶由叶丛中抽出，花冠钟形，紫红色。花期4~6月，果期7~8月。

## 用法用量

煎服，干品 10~15 克，鲜品可加倍；亦可捣汁入药。

## 不宜服用的情况

脾虚湿滞、腹满便溏者忌用。

# 清热凉血药

清热凉血药，常用于血热妄行之吐血、衄血、血热发斑疹及温热病邪入营血、热甚心烦、舌绛神昏等症。热邪入于营分、血分，往往伤阴耗液。

# 生地黄

性　　味：性寒，味甘、苦
归　　经：归肝、心、肾经
药用部位：地黄的根

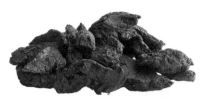

## 功效主治

具有清热凉血、养阴生津的功效，主治骨蒸劳热、热入营血、阴虚内热、舌绛烦渴、斑疹吐衄、血崩、月经不调、胎动不安、津伤口渴、肠燥便秘等。

 如果肢体麻木、疼痛，可以饮用生地黄酒，生地黄 60 克，白酒 500 毫升。生地黄洗净，泡入白酒内封闭，浸 7 日后即可饮用。

## 治病养生方

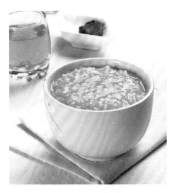

**1 津伤口渴**：生地黄 15 克，麦冬 15 克，沙参 9 克，玉竹 4.5 克，冰糖 3 克。水煎，去渣，分 2 次服用。

**2 失眠多梦**：生地黄 30 克，酸枣仁 30 克，大米 50 克。先煎中药，去渣取汁，用药液煮粥。

# 玄参

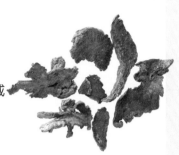

性　　味：性微寒，味甘、苦、咸
归　　经：归肺、胃、肾经
药用部位：玄参的干燥根

## 功效主治

具有清热凉血、泻火解毒、滋阴的功效。可以用于治疗热病伤津的口燥咽干、大便燥结、消渴等；阴虚火旺、血分热毒之症；热毒炽盛的各种热证，表现为发热、咽肿、目赤、疮疖、脱疽等。

玄参滋养肾阴的功效，与地黄相近，故两药常配合同用。但玄参苦泄滑肠而通便，泻火解毒而利咽，一般不作长服的滋补之剂。

## 治病养生方

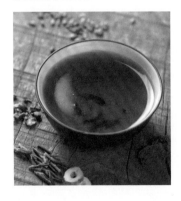

**1 口腔溃疡**：玄参30克，丹皮20克，炒枣仁30克，柏子仁9克，莲子心9克，砂糖适量。水煎，取汁，加砂糖，分为早中晚3次服用，每日1剂。

**2 鼻窦炎**：玄参30克，菊花30克，金银花30克，蒲公英30克，连翘20克，桔梗15克，甘草10克，升麻、白芷、薄荷各6克。水煎，去渣，早、晚分服，每日1剂。

**3 清热解毒**：生甘草10克，沙参10克，麦冬10克，桔梗10克，玄参10克，乌梅肉10克。捣碎，每次取用15克，沸水冲泡，每日1剂。

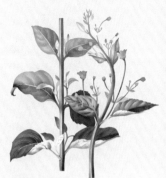

## 植物形态

多年生草本，高60~120厘米。根圆柱形，下部常分叉，外皮灰黄褐色。叶对生，叶片卵形或卵状椭圆形，先端渐尖，边缘具钝锯齿。聚伞花序疏散开展，呈圆锥状，花冠暗紫色，花期7~8月，果期8~9月。

## 用法用量

一般用量10~15克，煎服。

## 不宜服用的情况

脾胃虚寒、食少便溏者忌用。不可与藜芦同用。

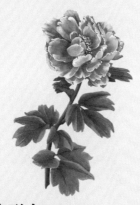

## 植物形态

多年生落叶小灌木。叶互生，通常为二回三出复叶，小叶卵形或广卵形。花单生于枝端，大型；花瓣5片或多数，一般栽培品种多为重瓣花，变异很大，通常为倒卵形，顶端有缺刻。花期5~7月，果期7~8月。

## 用法用量

煎服，6~12克。生用清热凉血，酒炙活血化瘀。

## 不宜服用的情况

血虚有寒、月经过多者及孕妇忌用。

# 牡丹皮

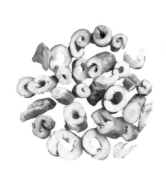

性　　味：性微寒，味苦、辛
归　　经：归心、肝、肾经
药用部位：牡丹的干燥根皮

## 功效主治

具有清热凉血、活血散瘀的功效。主治温热病，热入血分、发斑、吐衄（nǜ）、骨蒸潮热、血滞经闭、痛经、痈肿疮毒、跌打损伤等。

牡丹皮能活血散瘀，使瘀滞散而气血流畅，疼痛得解，常和当归、赤芍、桃仁、红花等同用。

## 治病养生方

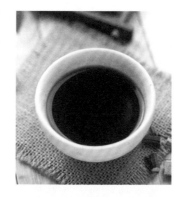

**1** 月经不调：牡丹皮9克，栀子9克，当归9克，白芍9克，茯苓9克，白术9克，柴胡6克，甘草3克，薄荷3克。水煎，去渣，取汁，早、晚分服，每日1剂。

**2** 补益脾阴：熟地黄24克，山萸肉12克，淮山药12克，泽泻9克，牡丹皮9克，茯苓9克。中药研末，炼蜜为丸，如梧桐子大。每服3丸，空腹温水送服。

**3** 阑尾炎：牡丹皮12克，大黄6克，桃仁9克，冬瓜子9克，白芍9克。水煎服，每日1剂。

**4** 虚劳发热：牡丹皮9克，地骨皮9克，知母9克，赤芍6克。水煎服，不拘时频饮。

# 紫草

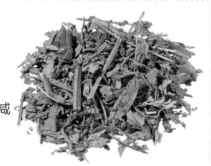

性　　味：性寒，味甘、咸
归　　经：归心、肝经
药用部位：紫草的干燥根

## 功效主治

具有清热凉血、活血解毒透疹的功效。主治血热斑疹、湿热黄疸、疮疡、湿疹、烧伤、吐血、尿血、血痢、淋浊、丹毒、热结便秘等。

紫草粥有凉血退疹、清热解毒的作用。紫草 15 克，大米 100 克，白糖适量，紫草洗净，加清水煎取汁后，再加大米煮粥，待熟时调入白糖即可。

## 治病养生方

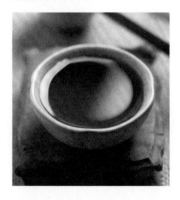

**3** 带状疱疹：紫草 5 克，金银花 10 克。金银花、紫草洗净，放入杯中，用开水冲泡，加盖闷 15 分钟即可。当茶，频频饮用，一般可冲泡 3~5 次。

**4** 玫瑰糠疹：紫草 10 克，甘草 10 克，煎服，每日 1 剂。

**1** 豌豆疮、恶疮：紫草适量。煎油涂之。

**2** 血淋：紫草 5 克，连翘 5 克，车前子 5 克。水煎，去渣，温服。

## 植物形态

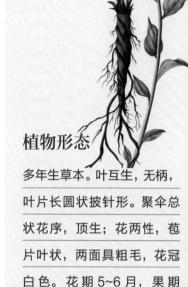

多年生草本。叶互生，无柄，叶片长圆状披针形。聚伞总状花序，顶生；花两性，苞片叶状，两面具粗毛，花冠白色。花期 5~6 月，果期 7~8 月。

## 用法用量

煎服，5~10 克；外用适量，熬膏或用植物油浸泡涂抹患处。

## 不宜服用的情况

紫草性寒而滑利，脾虚便溏者忌用。

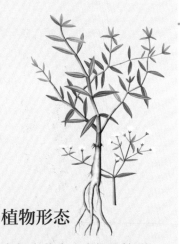

## 植物形态

多年生草本。主根圆柱形，直径 1~3 厘米，外皮淡黄色，顶端有许多疣状的残茎痕迹。茎直立，节明显，上部二叉分歧，密被短毛或腺毛。叶对生，无柄。花单生，花小，白色，花瓣 5 片。花期 6~7 月，果期 8~9 月。

## 用法用量

一般用量 3~9 克，煎服。

## 不宜服用的情况

外感风寒及血虚无热者忌用。

# 清退虚热药

清退虚热药药性多寒凉，具有凉血退虚热的功效，适用于骨蒸潮热、低热不退等症。

# 银柴胡

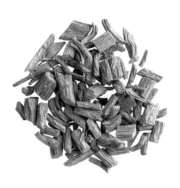

性　　味：性微寒，味甘
归　　经：归肝、胃经
药用部位：银柴胡的干燥根

## 功效主治

具有清虚热、除疳热的功效。可以用于治疗阴虚发热、骨蒸劳热、潮热盗汗；小儿食滞或虫积所致的疳积发热、腹部膨大、口渴消瘦、毛发焦枯等症。

银柴胡和柴胡不是同一科属的植物，功效不同。银柴胡退热而不苦泄，为清虚热的要药，常与青蒿、地骨皮等药同用。

## 治病养生方

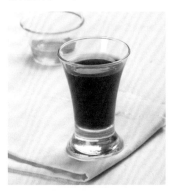

1 **小儿疳积**：银柴胡5克，栀子5克，黄芩5克，连翘5克。水煎，去渣，温服。

2 **潮热盗汗**：银柴胡5克，胡黄连5克，秦艽5克，鳖甲5克，地骨皮5克，青蒿5克，知母5克，甘草2克。水煎，去渣，温服。

# 地骨皮

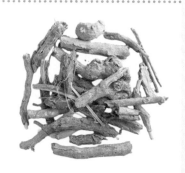

性　　味：性寒，味甘
归　　经：归肺、肝、肾经
药用部位：枸杞的干燥根皮

## 功效主治

具有凉血除蒸、清肺降火的功效。可以用于治疗肺热咳喘、血热妄行的吐血、鼻出血、尿血、阴虚发热、低热不退等。

小儿低热不退时，可以食用些地骨皮肉汤。地骨皮 15 克，猪瘦肉适量，加调料适量，煮熟，饮汤食肉即可。

## 治病养生方

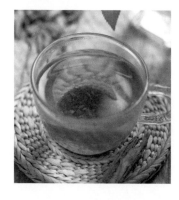

**1** **虚劳、口中苦渴**：地骨皮 30 克，麦冬 20 克，小麦 20 克。水煎，去渣，温服，每日 2 次。

**2** **过敏性皮肤病**：地骨皮 30 克，乌梅 15 克，公丁香 3 克，白芍 12 克。水煎服，每日 1 剂。

**3** **多饮、身体消瘦**：地骨皮 30 克，桑白皮 15 克，麦冬 10 克，大米适量。地骨皮、桑白皮、麦冬浸泡 20 分钟，加适量水煎，去渣，取汁，与大米共煮为粥。

## 植物形态

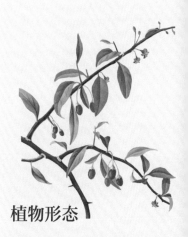

落叶灌木，植株较矮小，高 1 米左右。蔓生，茎干较细，外皮灰色，具短棘，生于叶腋。叶片稍小，卵形、卵状鞭形、长椭圆形或卵状披针形。花紫色，边缘具密缘毛；花萼钟状，3~5 裂；花冠管和裂片等长，花冠管下部急缩，然后向上扩大成漏斗状，管部和裂片均较宽。花期 6~9 月，果期 7~10 月。

## 用法用量

一般用量 9~15 克，大剂量可用 15~30 克煎服。

## 不宜服用的情况

外感风寒发热及脾虚便溏者忌用。

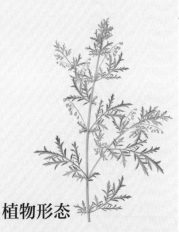

## 植物形态

一年生草本。茎直立，具纵棱。叶纸质，茎下部与中部叶多宽卵形或三角状卵形，3~4回羽状深裂，每侧有裂片5~8枚。头状花序小，球形，总苞片3~4层，雌花10~18朵，花冠狭管状；中央两性花15~30朵，花冠管状。花期8~10月，果期10~11月。

## 用法用量

一般用量6~12克，可煎服、捣汁等。

## 不宜服用的情况

脾胃虚弱、肠滑泄泻者忌服。

# 青蒿

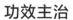

性　　味：性寒，味苦、辛
归　　经：归肝、胆经
药用部位：黄花蒿的干燥地上部分

## 功效主治

具有清透虚热、凉血除蒸、解暑、截疟的功效。可以用于治疗温邪伤阴、夜热早凉；阴虚发热、骨蒸潮热；暑热外感、发热口渴以及疟疾寒热等。

被蜜蜂蛰后，取青蒿适量，捣烂，敷于患处，用药用纱布包好，每天1贴。

## 治病养生方

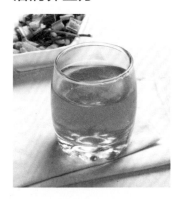

**1 疟疾寒热**：青蒿6克，竹茹9克，茯苓9克，碧玉散9克，黄芩9克，法半夏5克，枳壳5克。以上中药一起用水煎，去渣，取汁，温服。

**2 阑尾炎、胃痛**：青蒿10克，荜茇10克。先将青蒿焙黄，再同荜茇研成细末。每次取细末2克，早中晚饭前白开水冲服。

**3 牙齿肿痛**：青蒿适量，水煎，去渣，取汁，频频漱口。

**4 耳朵出脓血不止**：青蒿适量，研成细末，用药用棉花蘸取，纳于耳中。

# 白薇

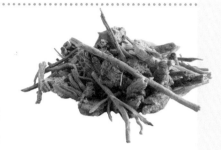

性　　味：性寒，味苦、咸
归　　经：归胃、肝、肾经
药用部位：白薇或蔓生白薇的干燥根及根茎

## 功效主治

具有清热凉血、利尿通淋、解毒疗疮的功效。可以用于治疗温邪伤营发热、阴虚发热、阴虚外感、骨蒸潮热、产后血虚发热、热淋、血淋、痈疽肿毒、毒蛇咬伤、咽喉肿痛等。

白薇可以止血。取白薇适量，研成细末，撒在出血的伤口上，再用药用纱布包扎好。

## 治病养生方

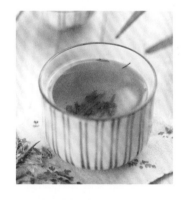

**1 产后血虚发热、低热不退**：白薇50克，当归50克，人参25克。将以上3味中药研成细末，每服15克，水煎，去渣，温服。

**2 尿道感染**：白薇9克，车前草50克。水煎，去渣，温服。

**3 火眼**：白薇9克。水煎，去渣，温服。

**4 风湿关节痛**：白薇25克，臭山羊（又名臭常山、黑牵牛）25克，大鹅儿肠根25克，白酒1000毫升。将以上3味中药放入瓷罐中，倒入白酒，密封15天即可服用。

## 植物形态

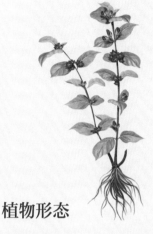

多年生草本，高40~70厘米，植物体具白色乳汁。根茎短，簇生多数细长的条状根，茎直立，绿色，圆柱形，密被灰白色短柔毛。叶对生，有短柄，叶片多卵形。花多数，无总花梗，花深紫红色。花期5~7月，果期8~10月。

## 用法用量

一般用量4.5~9克，煎服。

## 不宜服用的情况

脾胃虚寒、食少便溏者不宜用。

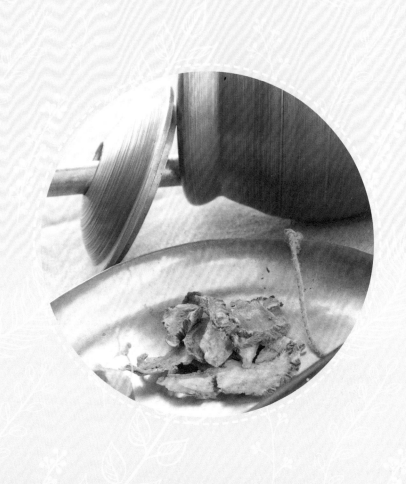

# 第四章

# 泻下类中药

凡能攻积、逐水，引起腹泻，或润肠通便的药物，称为泻下药。泻下药具有泻下通便、消除胃肠积滞、清导实热、攻逐瘀血、排除水饮等功效。主要功效就是通利大便；清热泻火，使实热壅滞通过泻下而解除；逐水退肿，使水邪从大小便排出，以达到驱除停饮、消退水肿的目的。泻下类中药分攻下药、润下药、峻下逐水药三类。

# 攻下药

攻下药多属味苦性寒，性沉降，主入胃经、大肠经，既能通便，又能泻火，凡属宿食停积，腹部胀满，大便燥结，实热壅滞所致的里实证，当选攻下药主之，并配伍行气药类，帮助排便。

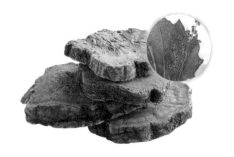 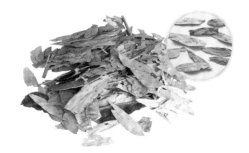

# 大黄

性　　味：性寒，味苦
归　　经：归脾、胃、大肠、肝、心包经
药用部位：大黄的根茎
用法用量：煎服，5~15克，外用适量
注意事项：孕妇忌用

## 功能主治

具有泻热毒、破积滞、行瘀血的功效。主治实热便秘、食积痞满、血热吐衄、便血、经闭、淋浊、热毒痈疡、烫伤等。

## 治病养生方

**1 实热便秘：**大黄12克，枳实12克，厚朴24克，芒硝9克。一同水煎，先煎厚朴和枳实，后下大黄，芒硝溶服。

**2 腹中痞块：**芒硝30克，独蒜1个，大黄2.4克。共捣成饼，敷于患处。

# 番泻叶

性　　味：性寒，味甘、苦
归　　经：归大肠经
药用部位：狭叶番泻的干燥小叶
用法用量：泡服1.5~3克；煎服2~6克
注意事项：体虚者，女性哺乳期、月经期及孕妇忌用

## 功能主治

具有泻下通便的功效。可以用于治疗热结积滞、便秘腹痛、腹水肿胀、习惯性便秘及老年便秘。

## 治病养生方

**1 便秘：**番泻叶3克，重症可加至5克。用开水冲泡后，当茶饮用。

**2 水肿、腹水肿胀：**番泻叶、牵牛子、大腹皮各等分（5~10克）。水煎，去渣，温服，不拘时服。

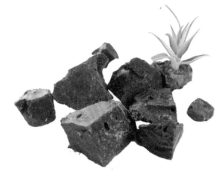

# 芒硝

性　　味：性寒，味咸、苦
归　　经：归胃、大肠经
药用部位：硫酸盐类矿物芒硝族芒硝，经加工精制而成的结晶体
用法用量：一般用量 10~15 克；外用适量
注意事项：孕妇忌用。不宜与三棱同用

## 功能主治

具有泻下攻积、润燥软坚、清热消肿的功效。用于积滞便秘、大便燥结、腹痛、肠痈肿痛、咽痛、目赤等。

## 治病养生方

**1** **癫狂**：芒硝 12 克，莱菔子 15 克，大黄 15 克，白芥子 5 克。水煎。每日 1 剂。

**2** **肠梗阻**：大黄 10 克，芒硝 10 克，莱菔子 24 克，蜂蜜适量。水煎，先煎莱菔子，后下大黄，芒硝和蜂蜜一起溶服。候凉，一次顿服；也可少量多次，代茶饮用。

# 芦荟

性　　味：性寒，味苦
归　　经：归肝、胃、大肠经
药用部位：库拉索芦荟叶的汁液浓缩干燥物
用法用量：入丸、散，1~2 克；外用适量
注意事项：脾胃虚弱、食少便溏者及孕妇忌用

## 功能主治

具有泻下通便、清肝、杀虫的功效。用于热结便秘、烦躁惊痫、闭经、小儿疳积、癣疮、痔疮、瘰疬、牙肿。

## 治病养生方

**1** **消除痤疮**：将芦荟捣烂，取汁，加入化妆品中涂抹，轻者每日 1 次，重者每日早、晚各 1 次。

**2** **牙痛**：鲜芦荟 10 克。洗净后放入口腔中牙痛的部位，反复咀嚼至糊状后，在疼痛部位停留 20 分钟。

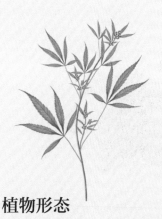

## 植物形态

一年生直立草本。掌状复叶互生或下部对生，小叶 3~11 片，披针形，两端渐尖，边缘有粗锯齿，上面有粗毛，下面密生灰白色毡毛。花单性异株，雄花成疏生的圆锥花序，黄绿色；雌花丛生于叶腋，绿色。花期 6~8 月，果期 9~10 月。

## 用法用量

打碎煎服，10~15 克。

## 不宜服用的情况

多食损血脉，女性多食会引发白带增多。滑肠者忌用。

# 润下药

润下药多为植物的种仁或果仁，富含油脂，具有润滑作用，使大便易于排出，凡属久病正虚、年老津枯或妊娠、产后血亏、亡血等所致肠燥便秘，当用润下药。

# 火麻仁

性　　味：性平，味甘
归　　经：归脾、胃、大肠经
药用部位：大麻的果实

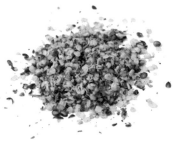

## 功效主治

具有润肠通便的功效，主治年老体虚、产妇津血不足的肠燥便秘症。

郁李仁、火麻仁都能润肠通便，但火麻仁滋养润燥，作用缓和，适用于病后体虚及产后的肠燥便秘；郁李仁则滑肠通便作用较强，且能利尿，服用郁李仁后，在大便解下前可能有腹部隐痛。

## 治病养生方

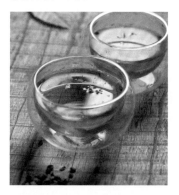

**1** **虚劳**：火麻仁 15 克。研末，水煎，去渣，温服。

**2** **习惯性便秘**：火麻仁 10 克，紫苏子 10 克，大米 50 克。将紫苏子和火麻仁研末，倒入温开水，静置，滤出上层药汁，用药汁煮大米成粥。每日 1 次。

# 郁李仁

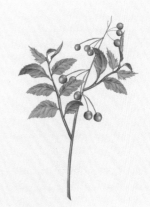

性　　味：性平，味辛、苦、甘
归　　经：归脾、大肠、小肠经
药用部位：欧李的种子

## 功效主治

具有润肠通便、利水消肿的功效。可以用于治疗津枯肠燥、食积气滞、腹胀便秘、水肿、脚气、小便不利等。

 苦杏仁和郁李仁的区别，苦杏仁属止咳平喘药，郁李仁属润下药。

## 治病养生方

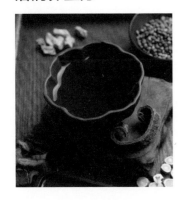

**2肿满喘促**：郁李仁 12 克，大米 50 克，蜂蜜 15 克，生姜汁 10 克。先将大米加水煮成粥，再入 3 味中药同煮 20 分钟，温服。

**1产后肠胃燥热、大便秘涩**：郁李仁 50 克，芒硝 50 克，当归 100 克，生地黄 100 克。将以上 4 味中药研成粗末，每次服用 15 克，水煎，去渣，温服。

## 植物形态

落叶灌木，高 1~1.5 米。树皮灰褐色，小枝被柔毛。叶互生，长圆形或椭圆状披针形，边缘有浅细锯齿。花与叶同时开放，单生或 2 朵并生；萼片 5 片，花后反折；花瓣 5 片，白色或粉红色。花期 4~5 月，果期 7~8 月。

## 用法用量

一般用量 6~12 克，打碎煎服。

## 不宜服用的情况

脾虚泄泻者、孕妇忌用。

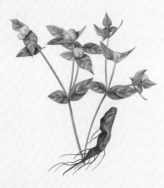

## 植物形态

多年生肉质草本，全草含乳汁。单叶互生，狭披针形或线状披针形，全缘，无柄或具短柄。杯状聚伞花序，基部轮生叶状苞片多枚；花单性，无花被。花期6~9月，果期为8~10月。

## 用法用量

一般用量0.5~1克，可入丸、入散等；外用适量，生用内服醋制，以降低毒性。

## 不宜服用的情况

虚弱者及孕妇忌用。不宜与甘草同用。

# 峻下逐水药

峻下逐水药苦寒有毒，作用峻猛，能引起强烈腹泻，而使大量水分从大小便排出，以达到消除肿胀的目的，故适用于水肿、胸腹积水、痰饮结聚、喘满壅实等症。

# 甘遂

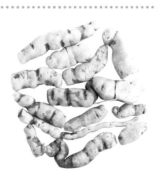

性　　味：性寒，味苦，有毒
归　　经：归肺、肾、大肠经
药用部位：甘遂的干燥根

## 功效主治

具有泄水逐饮、消肿散结的功效。可以用于治疗水肿、大腹鼓胀、胸胁停饮、风痰癫痫、疮痈肿毒等。

生甘遂作用较强，毒性也较大；煨甘遂泻下作用较弱，毒性也较小，用醋炙后，可减缓其泻下作用和降低其毒性。本品反甘草，与甘草同用则毒性增强。

## 治病养生方

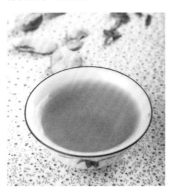

**1 大腹鼓胀：** 大黄12克，甘遂1克，阿胶6克。水煎，去渣，温服。

**2 食饮不消：** 芫花30克，甘遂30克，大黄30克，葶苈30克，巴豆10克。研成细末，炼蜜为赤小豆大小的丸，每服5丸，食消即停。

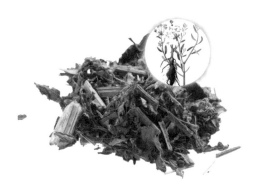

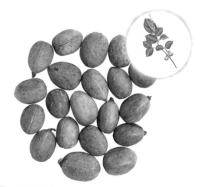

# 大戟

性　　味：性寒，味苦，有毒
归　　经：归肺、脾、肾经
药用部位：大戟的干燥根
用法用量：用量 1.5~3 克，煎服；或
　　　　　入丸、入散，每次 1 克。内
　　　　　服醋制，以降低毒性
注意事项：不宜与甘草同用

## 功效主治

具有泄水逐饮、消肿散结的功效。可
以用于治疗水肿、鼓胀、胸胁停饮、
痈肿疮毒、瘰疬痰核等。

## 治病养生方

**1 头痛目眩**：大戟 2 克，甘遂 2 克，
芫花 2 克，大枣 10 枚。将前 3 味
中药研成细末，装入胶囊，每服 0.5 克，
以枣汤送服，每日 1 次。

**2 慢性胆囊炎**：砂仁 6 克，黄连 6 克，
木香 6 克，柴胡 10 克，枳实 10 克，
白芥子 10 克，大黄 10 克，虎杖 12 克，
银花 15 克，白芍 15 克，吴茱萸 3 克，
甘遂 3 克，大戟 3 克。水煎服，每日 1 剂。

# 巴豆

性　　味：性热，味辛，有大毒
归　　经：归胃、大肠经
药用部位：巴豆的干燥成熟种子
用法用量：一般用量 0.1~0.3 克，可入
　　　　　丸、入散、外用等
注意事项：孕妇及体弱者忌用；不宜与
　　　　　牵牛子同用

## 功效主治

巴豆具有峻下冷积、逐水退肿、祛痰
利咽，外用蚀疮的功效。可以用于治
疗寒积便秘、腹水鼓胀、喉痹痰阻、
痈肿脓成未溃、疥癣恶疮等。

## 治病养生方

**1 寒积便秘**：巴豆 30 克，大黄 30 克，
干姜 30 克。将以上 3 味中药研成
末，炼蜜为大豆粒大小的丸。每服 1 丸，
温水送服。

**2 下气消食**：礞石 0.6 克，粉霜 0.6 克，
木香 0.3 克，朱砂 0.3 克，硇砂 1.5 克，
巴豆 0.9 克。将以上 6 味中药研末，和成
赤小豆大小的丸。每服 2 丸，温酒送服。

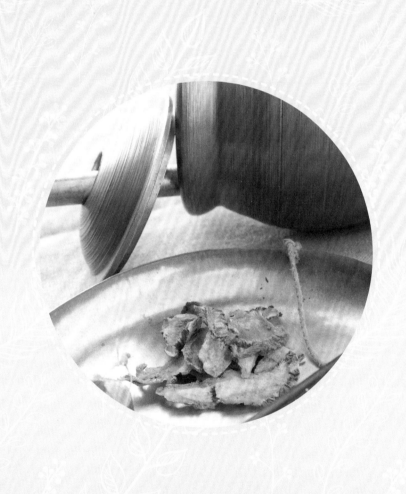

# 第五章
# 祛风湿类中药

祛风湿药能治风湿痹症之关节疼痛、四肢麻木、关节不利、肿大、筋脉拘挛；还可治疗筋骨无力、肌肉萎缩、半身不遂等症，有的还可以补肝肾、清热祛风、利水消肿、活血解毒。不过，此类药容易伤阴耗血，阴虚血亏者应慎用。现代研究表明，祛风湿药对风湿性关节炎、类风湿性关节炎、坐骨神经痛、腰肌劳损等有一定的治疗作用。部分药还能治疗中风偏瘫、高血压、心脏病等。

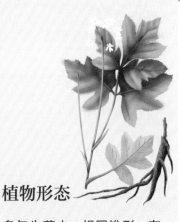

## 植物形态

多年生草本。根圆锥形，有分枝，淡黄色。茎直立，带紫色，有纵沟纹。叶片卵圆形，二回三出羽状复叶。复伞形花序，具花 15~30 朵，花白色较小。花期 7~9 月。

## 用法用量

煎服，3~9 克，外用适量。

## 不宜服用的情况

阴虚血燥者慎用。

# 祛风湿散寒药

祛风湿散寒药性味多属辛、苦、温，多入肝、脾、肾经。辛可行散祛风，苦能燥湿，温能祛寒，所以具有祛风、除湿、散寒、止痛、通经络等作用。

# 独活

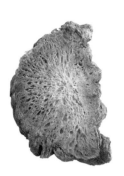

性　　味：性微温，味辛、苦
归　　经：归肾、膀胱经
药用部位：当归的干燥根

## 功效主治

具有祛风湿、止痛、解表的功效。可以用于治疗风寒湿痹、腰膝疼痛、手足疼痛、少阴头痛、齿痛、皮肤瘙痒等。

如果患脚气并伴有肿胀痛，可以用独活 15 克，木瓜 30 克，牛膝 30 克共研末，每次服 9 克即可。

## 治病养生方

**1** 风寒感冒引起的浑身酸痛：独活 9 克，沸水冲泡，代茶饮。每日 1 剂。

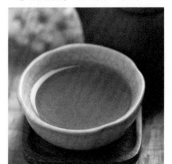

**2** 骨质增生：狗脊 15 克，丹参 15 克，络石藤 15 克，羌活 6 克，独活 10 克，当归 10 克，血竭 3 克，乳香 5 克，没药 5 克。水煎，去渣，温服，每日 1 剂。

# 川乌

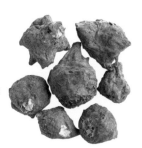

性　　味：性热，味辛、苦，有大毒
归　　经：归心、肝、肾、脾经
药用部位：乌头的干燥母根

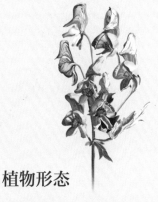

## 功效主治

具有祛风湿、散风寒、温经止痛的功效。主治风寒湿痹、四肢拘挛、头风头疼、心腹冷痛、跌打损伤等。生用常外用，能镇痛，多灸用。

川乌是毛茛科植物乌头的干燥母根，主产于四川、云南、陕西等省；草乌是毛茛科植物北乌头的干燥根，主产于东北和华北地区。二者的药性、功效、主治、用法用量等相同，但川乌毒性弱，草乌毒性强。

## 治病养生方

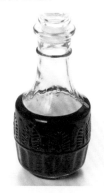

**1 手足不温：**乌头 7.5 克，附子 7 克，蜀椒 14 克，干姜 14 克，赤石脂 14 克。将以上 5 味中药研成细末，炼蜜为丸，如梧桐子大，每服 1 丸，每日 3 次。

**2 关节屈伸不利：**炮制后的川乌 30 克，草乌 30 克，地龙 30 克，天南星 30 克，乳香 6 克，没药 6 克。将以上 6 味中药研成细末，酒调面糊为丸，如梧桐子大，每次 10 丸，午饭前服用。

**3 心腹冷痛、风寒痹痛：**洋金花、川乌、草乌、姜黄各适量。水煎，去渣，取汁，温服。每日 1 剂。

## 植物形态

多年生草本。块根通常 2 个连生，纺锤形至倒卵形，外皮黑褐色。茎直立或稍倾斜，下部光滑无毛，上部散生贴伏柔毛。叶互生，革质，有柄；叶片卵圆形，有 3 裂。总状圆锥花序，萼片 5 片，蓝紫色。花期 6~7 月，果期 7~8 月。

## 用法用量

煎服，1.5~3 克；外用适量。

## 不宜服用的情况

孕妇忌用。不宜与贝母、半夏、白蔹、天花粉、瓜蒌类等同用。生品慎内服，不宜酒浸、酒煎。

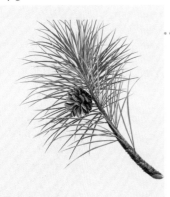

# 松节

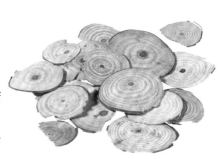

性　　味：性温，味辛、苦
归　　经：归肝、肾经
药用部位：油松枝干的结节

## 植物形态

常绿乔木，高 15~25 米，胸径达 1 米。树皮灰褐色，呈鳞甲状裂，裂隙红褐色。枝轮生，小枝粗壮，淡橙黄色或灰黄色；冬芽长椭圆形，棕褐色。叶针形。花单性，雌雄同株，花开后成柔荑状，紫色，1~2 枚着生于当年新枝顶端。花期 4~5 月，果期翌年 9 月。

## 用法用量

一般用量 10~15 克，可煎服、外用等。

## 不宜服用的情况

阴虚血燥者慎用。

## 功效主治

具有祛风湿、通络止痛的功效。可以用于治疗风寒湿痹、历节风痛、脚痹痿软、跌打伤痛等。

扭伤、跌打损伤但皮肤未破的情况可用松节酒涂抹于患处。取松节适量，白酒 500 毫升，松节劈成细块，用白酒浸泡 15 天后即可使用。

## 治病养生方

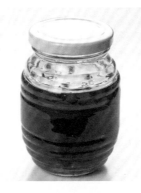

**1** 牙痛、牙龈肿痛：松节 12 克，胡桐律 12 克，细辛 6 克，蜀椒 6 克，白酒适量。将以上 4 味中药切碎，用白酒煎煮，趁热含在口中，冷即吐去。

**2** 风湿性关节炎：松节 12 克，桑枝 30 克，木瓜 9 克。水煎，去渣，温服。

**3** 风毒脚气，痹挛掣痛：松节 300 克，生地黄 50 克，牛膝 50 克，牛蒡 50 克，肉桂 20 克，丹参 40 克，萆薢 40 克，火麻仁 30 克。将以上 8 味药研成细末，放入装有白酒的瓷罐中，密闭浸泡 7 天即可。每日 3 次，饭前温饮 1 杯。

# 威灵仙

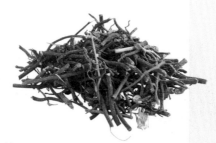

性　　味：性温，味辛、咸
归　　经：归膀胱经
药用部位：威灵仙的干燥根及茎

## 功效主治

具有祛风湿、通络止痛、消骨鲠的功效。可以用于治疗痛风顽痹、风湿痹痛、肢体麻木、腰膝冷痛、筋脉拘挛、屈伸不利、脚气、疟疾、症瘕积聚、破伤风、骨鲠在咽喉等。

呃逆即打嗝不止，可以用黑芝麻20克，蜂蜜9克，威灵仙9克，水煎，去渣，温服，一口分7次咽下。

## 治病养生方

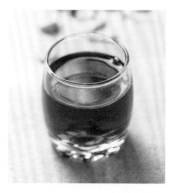

封浸泡7天，去渣，饮酒，每次1小杯，每日2次。

**2** 腰腿疼痛久不愈：威灵仙150克。将威灵仙研成细末，每服3克，饭前以温酒送服。

**3** 阳虚气弱、小便不利：地肤子3克，党参12克，威灵仙4.5克，麦冬18克。水煎，去渣，温服。

**4** 治跌打损伤：乌药3克，威灵仙5克。水煎，去渣，温服。每日1剂。

**1** 风湿骨痛、腰膝无力：狗脊36克，香樟根20克，马鞭草20克，杜仲25克，续断25克，威灵仙15克，牛膝10克。将以上中药浸于酒中，密

## 植物形态

攀缘性灌木，高4~10米。根多数丛生，细长，外皮黑褐。茎干老后黑色，具明显条纹，幼时被白色细柔毛，老时脱落。叶对生，羽状复叶，小叶通常5片，小叶卵形或卵状披针形。圆锥花序腋生及顶生，长圆状倒卵形，白色，顶端常有小尖头突出，外侧被白色柔毛，内侧光滑无毛。花期5~6月，果期6~7月。

## 用法用量

煎服，6~9克；外用适量。

## 不宜服用的情况

气血虚弱者慎用。

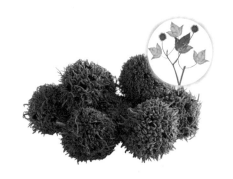
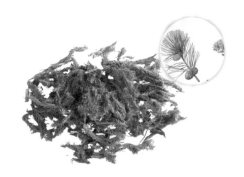

# 路路通

| | |
|---|---|
| 性 味： | 性平，味苦 |
| 归 经： | 归肝、肾经 |
| 药用部位： | 枫香树的果实 |
| 用法用量： | 一般用量5~9克，可煎服、外用等 |
| 注意事项： | 月经过多者及孕妇忌用 |

## 功效主治

具有祛风活络、利水、通经的功效。可以用于治疗风湿痹痛、中风半身不遂、跌打损伤、水肿、经行不畅、经闭、乳少、乳汁不通等。

## 治病养生方

**1** **过敏性鼻炎**：路路通9克，苍耳子9克，防风9克，辛夷6克，白芷6克。水煎，去渣，温服。

**2** **风湿关节痛**：路路通5克，桑枝5克，海风藤5克，橘络5克，薏苡仁5克。水煎，去渣，温服。

**3** **乳汁不下**：王不留行15克，当归12克，炙山甲12克，通草9克，路路通9克，漏芦9克。水煎，每日1剂。

# 伸筋草

| | |
|---|---|
| 性 味： | 性温，味辛、微苦 |
| 归 经： | 归肝、脾、肾经 |
| 药用部位： | 石松的带根全草 |
| 用法用量： | 煎服，3~12克；外用适量 |
| 注意事项： | 孕妇慎用 |

## 功效主治

具有祛风、除湿、舒经活络的功效。主治风寒湿痹、筋脉拘挛、关节疼痛、皮肤麻木、四肢软弱、水肿。外用治跌打损伤肿痛。

## 治病养生方

**1** **风寒湿痹，肢软麻木**：伸筋草3克，羌活3克，独活3克，桂枝3克，白芍3克。水煎，去渣，温服。

**2** **肢体软弱，肌肤麻木**：伸筋草3克，松节3克，寻骨风3克，威灵仙3克。水煎，去渣，温服。

**3** **关节痛**：伸筋草25克，豨莶草25克，路边荆（又名六月雪）50克，老鼠刺（又名功劳木）50克。水煎，去渣，温服。

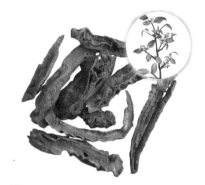

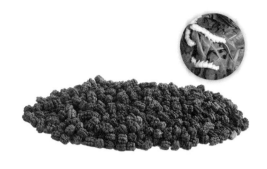

# 木瓜

性　　味：性温，味酸
归　　经：归肝、脾经
药用部位：贴梗海棠的干燥成熟果实
用法用量：煎服，6~9克
注意事项：内有郁热、小便短赤者忌用

## 功效主治

具有舒经活络、和胃化湿的功效。可以用于治疗风湿痹痛、筋脉拘挛、脚气肿痛、吐泻转筋等。

## 治病养生方

**1** 脚气肿痛：木瓜 30 克，陈皮 30 克，槟榔 7 枚，吴茱萸 6 克，桔梗 15 克，生姜 15 克，紫苏茎叶 9 克。将以上 7 味中药研成粗末，分成 8 份。每天服 1 份，水煎，去渣，冷服。

**2** 风湿性关节炎：松节 12 克，桑枝 30 克，木瓜 9 克。水煎，去渣，温服。

# 蚕沙

性　　味：性温，味甘、辛
归　　经：归肝、脾、胃经
药用部位：家蚕蛾幼虫的干燥粪便
用法用量：煎服，5~15克，宜布包入煎；外用适量
注意事项：血虚者忌用

## 功效主治

具有祛风湿、和胃化湿的功效。可以用于治疗风湿痹痛、肢体不遂、吐泻转筋、风疹、湿疹等。

## 治病养生方

**1** 风湿痛：蚕沙 30 克，黄酒适量。蚕沙煎汤，分成 3 份，早中晚各 1 服，临服时倒入热黄酒半杯同服。

**2** 外感头痛：蚕沙 9 克，白芷 9 克，大黄 9 克，葱白 15 克。将前 3 味中药研成细末，葱白捣烂，与药末拌匀，敷于头痛处。

**3** 风疹隐疹、遍身皆痒、搔之成疮：蚕沙 15 克。水煎，去渣，待药汁温凉后，涂抹于患处。

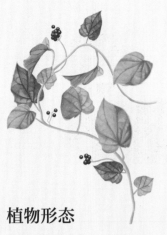

## 植物形态

多年生缠绕藤本。根圆柱状，有时呈块状，外皮淡棕色或棕褐色。茎柔韧，圆柱形，有时稍扭曲。叶互生，质薄较柔，叶柄盾状，与叶片等长。花小，雌雄异株，为头状聚伞花序，花瓣 4 片，略呈半圆形。花期 4~5 月，果期 5~6 月。

## 用法用量

一般用量 4.5~9 克，煎服。

## 不宜服用的情况

食欲不振及阴虚无湿热者忌用。

# 祛风湿清热药

祛风湿清热药物多味辛、苦，性寒，入肝脾肾经，辛散苦泄寒清，故多具有祛风胜湿，通络止痛，清热消肿等作用。主要用于治疗风湿热痹、关节红肿热痛等症。

# 防己

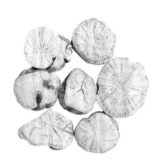

性　　味：性寒，味辛、苦
归　　经：归膀胱、肺经
药用部位：防己的干燥根

## 功效主治

具有祛风湿、止痛、利水消肿的功效。可用于治疗水肿臌胀、小便不利、湿热脚气、手足挛痛、癣疥疮肿、湿疹疮毒、风湿痹痛等。防己苦寒较甚，不宜大量使用，以免损伤胃气。

如果身上有疥癣，可以取防己 5 克，当归 10 克，黄芪 10 克，金银花 10 克，煮酒饮用。

## 治病养生方

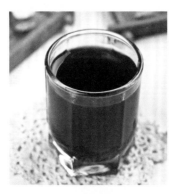

**1** 脚气肿痛：防己 9 克，木瓜 9 克，牛膝 9 克，桂枝 2.5 克，枳壳 5 克。水煎，去渣，温服。

**2** 肺痿咳喘：防己适量，防己研成细末，水煎，和渣温服。

# 秦艽

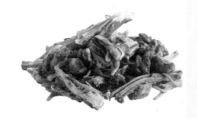

性　　味：性平，味辛、苦
归　　经：归胃、肝、胆经
药用部位：秦艽、麻花秦艽、粗茎秦艽或小秦艽的根

## 功效主治

具有祛风湿、通络止痛、退虚热、清湿热的功效。可以用于治疗风湿痹痛、筋骨拘挛、中风不遂、骨蒸潮热、湿热黄疸、小儿疳积、小便不利等。

如果疮口不合，可以取秦艽适量，研成细末，敷在患处即可。

## 治病养生方

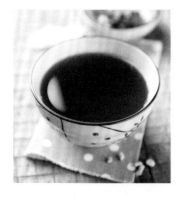

**1** 小便艰难、腹胀满闷：秦艽15克。水煎，去渣，取汁。分成2份，饭前服用。

**2** 虚劳潮热，咳嗽，盗汗不止：秦艽50克，柴胡50克，知母50克，炙甘草50克。将以上4味中药研成粗末。每服15克，水煎，去渣，每日2剂。

**3** 中风、口眼歪斜、恶风恶寒、四肢拘急：秦艽15克，白芷15克，防风15克，桂枝15克，升麻25克，葛根25克，炙甘草25克，芍药25克，人参25克。将以上9味中药切碎。每服50克，加连须葱白水煎，去渣，饭后稍热服。

## 植物形态

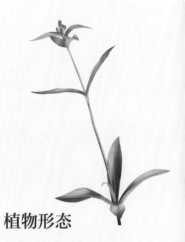

多年生草本，高40~60厘米。直根粗壮，圆柱形，多为独根，微呈扭曲状，黄色至棕色。茎单一，节明显，光滑无毛。叶在茎基部者较大，叶脉3~5条；茎生叶对生，3~4对，稍小。花生于上部叶腋，成轮状丛生；花冠筒状，深蓝紫色。花期7~8月，果期9~10月。

## 用法用量

煎服，3~9克。

## 不宜服用的情况

久痛体弱、滑肠者忌用。

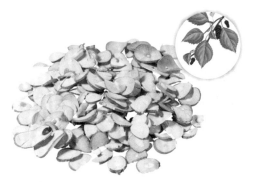
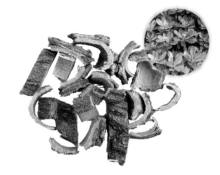

# 桑枝

性　　味：性平，味微苦
归　　经：归肝经
药用部位：桑的干燥嫩枝
用法用量：煎服，9~15克；外用适量
注意事项：易伤胃气，胃纳不佳及阴虚
　　　　　体弱者慎用

## 功效主治

具有祛风湿、利关节、行水气的功效。主治风湿痹痛、中风半身不遂、水肿脚气、皮肤瘙痒、关节酸痛麻木。

## 治病养生方

**1 高血压：**桑枝15克，桑叶15克，茺蔚子15克。水煎，睡前用药汁泡脚。

**2 水肿脚气：**桑枝60克。炒香，水煎，去渣，空腹温服。

**3 手足疼痛：**桑枝、柳枝、槐枝各等分。水煎，和渣清洗患处，每天1剂。

**4 水肿：**桑枝、赤小豆各适量。水煎桑枝，取汁，用药汁和赤小豆一起熬粥，热服。

# 海桐皮

性　　味：性平，味辛、苦
归　　经：归肝经
药用部位：刺桐的树皮或根皮
用法用量：煎服，5~15克；外用适量
注意事项：血虚者、腰痛非风湿者忌用

## 功效主治

具有祛风湿、通络止痛、杀虫止痒的功效。主治风湿痹痛、疥癣、湿疹等。

## 治病养生方

**1 赤毒眼疾：**海桐皮50克，盐适量。切碎，盐水洗，微炒，用开水冲泡，待温洗眼。

**2 乳痈初起：**海桐皮25克，红糖50克。水煎，去渣，温服。

**3 风湿两腿肿满疼重：**海桐皮50克，水牛角屑100克，薏苡仁100克，防风50克，羌活50克，桂皮50克，茯苓50克，熟地黄50克，槟榔50克。将以上9味中药研细末。每服15克，加生姜10克，水煎，去渣，温服。

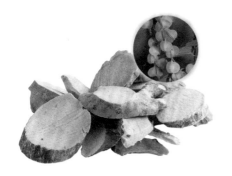

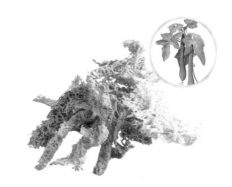

# 穿山龙

| | |
|---|---|
| 性　味 | 性微寒，味苦 |
| 归　经 | 归肝、肺经 |
| 药用部位 | 穿龙薯蓣的根茎 |
| 用法用量 | 煎服，10~15克；或泡酒浸服；外用适量 |
| 注意事项 | 孕妇忌用 |

## 功效主治

具有祛风湿、活血舒筋、清肺化痰的功效。主治风湿痹痛、痰热喘咳、胸痹、跌打损伤、痈肿疮毒等。

## 治病养生方

**1** **腰腿酸痛，筋骨麻木**：鲜穿山龙60克，水煎，去渣取汁，加入红糖调味，早、晚饭前服用。

**2** **大骨节病、腰腿疼痛**：穿山龙60克，白酒500毫升。将穿山龙浸于酒中，密封浸泡7天，去渣，饮酒，每次1小杯，每日2次。

**3** **闪腰岔气、扭伤作痛**：穿山龙15克。水煎，去渣，温服。每日1剂。

# 丝瓜络

| | |
|---|---|
| 性　味 | 性平，味甘 |
| 归　经 | 归肺、胃、肝经 |
| 药用部位 | 丝瓜的干燥成熟果实的维管束 |
| 用法用量 | 煎服，4.5~9克；外用适量 |
| 注意事项 | 气阴两虚、内无湿热者及孕妇慎用 |

## 功效主治

具有祛风湿、通经络、活血的功效，主治风湿痹痛、筋脉拘挛、胸胁胀痛、乳汁不通、乳痈、跌打损伤、胸痹等。

## 治病养生方

**1** **关节痛**：丝瓜络150克，白酒500毫升。将丝瓜络浸于酒中，密封浸泡7天，去渣，饮酒，每次1小杯。

**2** **脱肛**：雄黄15克，丝瓜络15克。将丝瓜络烧成灰，与雄黄一同研成细末，加鸡蛋清及香油搅拌均匀后，用棉签蘸取适量涂抹于患处。每日3次。

**3** **清热降脂**：夏枯草30克，丝瓜络10克，冰糖适量。中药水煎取汁，将冰糖熬化，代茶饮。

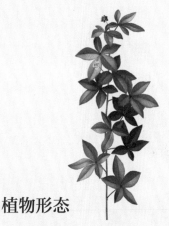

## 植物形态

灌木,有时蔓生状,高2~3米。枝灰棕色,无刺或在叶柄基部有单生扁平的刺。叶为掌状复叶,在长枝上互生,在短枝上簇生,倒卵形至倒披针形,边缘有细锯齿。伞形花序腋生或单生于短枝顶端,花黄绿色,花瓣5片,长圆状卵形。花期4~7月,果期7~10月。

## 用法用量

煎服,4.5~9克;也可泡酒,或入丸散。

## 不宜服用的情况

阴虚火旺者慎用。不宜与玄参、蛇皮共用。

# 祛风湿强筋骨药

祛风湿强筋骨药既是祛风湿药,也是补虚药,主要用于风湿日久、肝肾虚损、腰膝酸软、脚弱无力等。

# 五加皮

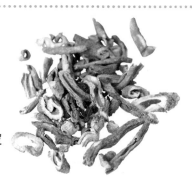

性　　味:性温,味辛、苦
归　　经:归肝、肾经
药用部位:细柱五加的干燥根皮

## 功效主治

具有祛风湿、补肝肾、强筋骨、利水的功效。可以用于治疗风湿痹痛,腰膝疼痛、筋骨痿软、体虚乏力;还可治疗跌打损伤、骨折、水肿、脚气等症。

用石楠叶、海桐皮、五加皮、骨碎补、续断各适量,水煎,去渣,温服,每日2次。有补肾壮阳的作用。

## 治病养生方

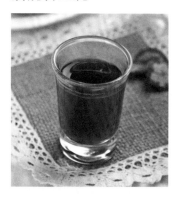

**1** 类风湿性关节炎:五加皮9克,甘草9克,白芍30克。水煎当茶饮。

**2** 治水肿、小便不利:五加皮9克,陈皮9克,生姜皮9克,茯苓皮9克,大腹皮9克。水煎,去渣,温服。每日1剂。

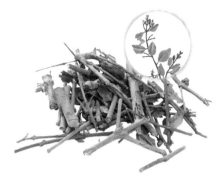

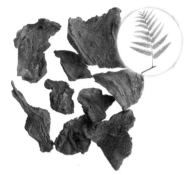

# 桑寄生

| | |
|---|---|
| 性　　味： | 性平，味苦、甘 |
| 归　　经： | 入肝、肾经 |
| 药用部位： | 桑寄生的干燥带叶茎枝 |
| 用法用量： | 一般用量9~15克，煎服 |
| 注意事项： | 肝阳上亢者、外感发热者慎用 |

## 功效主治

具有祛风湿、强筋骨、补肝肾、安胎的功效。可以用于治疗风湿痹痛、腰膝酸痛、筋骨无力、崩漏经多、妊娠虚肿、胎动不安、高血压等。

## 治病养生方

**1** **妊娠遍身虚肿**：桑寄生50克，紫苏50克，桑白皮1.5克，木香25克，槟榔皮3克。将5味中药细锉如麻豆大，拌匀。每服15克，水煎，去渣，温服。

**2** **滑胎**：桑寄生100克，断续100克，阿胶100克，菟丝子200克。将桑寄生、断续和菟丝子研成细末，水化阿胶和为丸，如梧桐子大。每服20丸。

# 狗脊

| | |
|---|---|
| 性　　味： | 性温，味苦、甘 |
| 归　　经： | 归肝、肾经 |
| 药用部位： | 金毛狗脊的干燥根茎 |
| 用法用量： | 煎服，6~12克 |
| 注意事项： | 肾虚有热、小便不利或短涩黄赤、口苦舌干者慎服 |

## 功效主治

具有祛风湿、补肝肾、强腰膝、利关节的功效。主治风湿痹痛、腰膝酸痛、下肢无力、尿频、遗尿、遗精、白带过多。外敷金疮止血。

## 治病养生方

**1** **腰痛及小便过多**：狗脊6克，木瓜6克，五加皮6克，杜仲6克。水煎，去渣，温服。

**2** **腰膝酸痛**：狗脊100克，萆薢100克，菟丝子50克。将以上3味中药研成细末，炼蜜为丸，如梧桐子大。每日晚饭前服30丸，温酒送服。

**3** **外伤出血**：狗脊适量，消毒后敷贴创面。

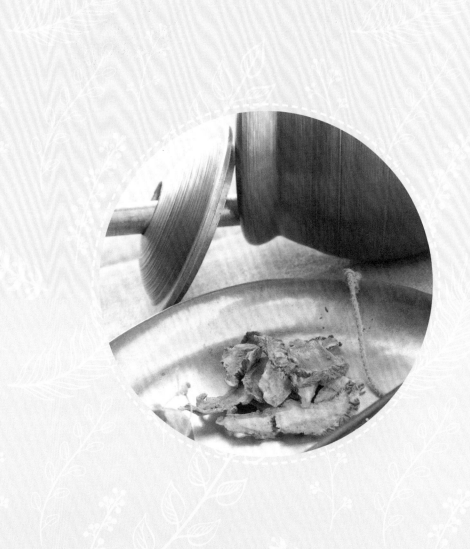

# 第六章

# 化湿类中药

凡功能化除湿浊，醒悦脾胃的药物，称为化湿药。化湿药，大多气味芳香，故又称为"芳香化湿药"。使用化湿药后，可以使湿化除，从而解除湿困脾胃的症状，所以又称为"化湿醒脾药"或"化湿悦脾药"。

化湿药主要适用于湿困脾胃、身体倦怠、脘腹胀闷、胃纳不馨、口甘多涎、大便溏薄、舌苔白腻等症。化湿药性味大都辛温，归入脾胃，而且气味芳香，性属温燥或偏于温燥。

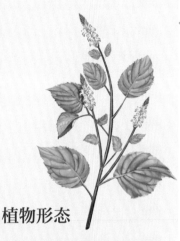

## 植物形态

多年生草本或灌木，揉之有香气。茎直立，上部多分枝。叶对生，圆形至宽卵形，先端短尖或钝，基部楔形或心形。轮伞花序密集成假穗状花序，花萼筒状，花冠紫色。花期4~5月，果期5~6月。

## 用法用量

煎服，干品5~10克，鲜品加倍。

## 不宜服用的情况

阴虚血燥者忌用。

# 广藿香

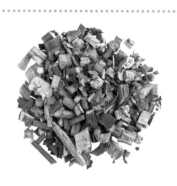

性　　味：性微温，味辛
归　　经：归脾、胃、肺经
药用部位：广藿香的干燥地上部分

## 功效主治

具有和中止呕、化湿解暑的功效。主治暑湿感冒、寒热头痛、胸脘痞闷、呕吐泄泻等以及寒湿困脾致脘腹痞闷、呕吐少食等。

夏季感冒容易患暑湿，可以用广藿香6克，茉莉花、青葙花各3克，荷叶10克。以开水浸泡，时时饮服。用于夏季感冒暑湿、发热头胀、脘闷少食、小便短少。

## 治病养生方

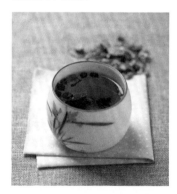

**1 伤寒头痛、寒热、喘咳**：藿香90克，大腹皮30克，白芷30克，紫苏30克，茯苓30克，曲半夏60克，白术60克，陈皮60克，厚朴60克，桔梗60克，炙甘草75克。将以上11味中药研成细末。每服9克，加生姜和大枣水煎，去渣，热服。

**2 利水消肿**：广藿香3克，干姜3克，官桂3克，砂仁3克，甘草30克，白术15克，茯苓15克，陈皮15克，泽泻15克。将以上9味中药研成细末，每次取30克，用蜂蜜水调服，每日1剂。

# 佩兰

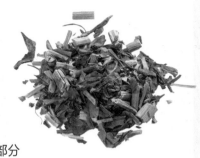

性　　味：性平，味辛
归　　经：归脾、胃、肺经
药用部位：佩兰的干燥地上部分

## 功效主治

具有化湿、解暑的功效。主治暑湿、寒热头痛；湿邪中阻、脘痞不饥、口中甜腻。

夏天被蚊虫叮咬后，可以取佩兰适量，将佩兰捣烂，取汁，将药汁涂抹于患处。

## 治病养生方

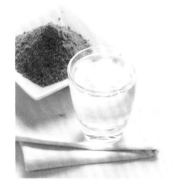

**1 腋臭：** 佩兰10克，藿香10克，茵陈蒿30克，香薷30克，芦根45克，茉莉花5克。研为粗末，水煎，去渣，代茶饮。每日1剂。

**2 痱子：** 佩兰10克，金银花10克，野菊花10克，绿豆衣10克，砂糖适量。水煎，去渣，代茶饮，可加砂糖调味，适用于痱子初起时。

**3 秋后伏暑：** 佩兰6克，桑叶6克，藿香叶4.5克，薄荷叶3克，大青叶9克，鲜竹叶30克。水煎，去渣，温服。

## 植物形态

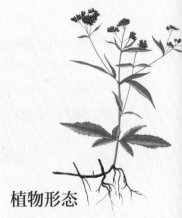

多年生草本，根茎横走，茎直立。叶对生，在下部的叶常枯萎；中部的叶有短柄，叶片较大，通常3全裂或3深裂，中裂片较大；上部的叶较小，常不分裂。头状花序多数在茎顶及枝端排成复伞状花序，总苞钟状，覆瓦状排列；每个头状花序具花4~6朵，花白色或带微红色，全部为管状花。花期8~11月。

## 用法用量

煎服，5~10克，鲜品加倍。

## 不宜服用的情况

阴虚、气虚者忌用。

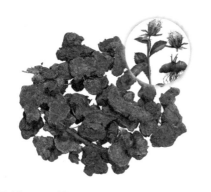

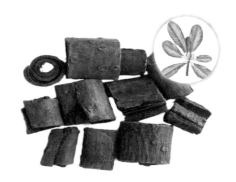

# 苍术

性　　味：性温，味辛、苦
归　　经：归脾、胃、肝经
药用部位：茅苍术的干燥根茎
用法用量：煎服，5~10克
注意事项：阴虚内热、出血者禁用，气虚多汗者慎用

## 功效主治

具有燥湿健脾、祛风散寒的功效。主治湿盛困脾、倦怠嗜卧、脘痞腹胀、食欲不振、呕吐以及痢疾、疟疾、痰饮、水肿、风寒湿痹、足痿、夜盲。

## 治病养生方

湿疹：苍术15克，黄芩15克，黄柏15克。水煎，去渣，取汁。用药液清洗患处，每日1次，重者2次。

# 厚朴

性　　味：性温，味辛、苦
归　　经：归脾、胃、肺、大肠经
药用部位：厚朴的干燥树皮
用法用量：煎服，3~10克；亦可入丸、入散
注意事项：气虚津亏者及孕妇慎用。不宜与泽泻、寒水石、硝石同用

## 功效主治

具有温中下气、燥湿除痰的功效。主治食积气滞、脘腹胀满、反胃、呕吐、痰饮咳喘、寒湿泻痢。

## 治病养生方

**1** 腹满，大便燥结：厚朴10克，大黄15克，枳实5枚。水煎，去渣，温服。每天1剂。

**2** 治脾胃不和，不思饮食：厚朴125克，炙甘草75克，苍术200克，陈皮125克。将以上4味中药研成细末。炼蜜为丸，如梧桐子大。每服10丸，盐汤嚼下。

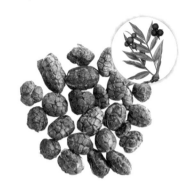

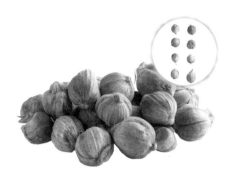

# 砂仁

性　　味：性温，味辛

归　　经：归脾、胃、肾经

药用部位：阳春砂的干燥成熟果实

用法用量：煎服，3~6克

注意事项：阴虚血燥、火热内炽者慎服

## 功效主治

具有化湿行气、温中止泻、安胎的功效。主治腹痛胀满、胃呆食滞、月经不调以及妊娠恶阻、胎动不安等。

## 治病养生方

**1** 月经不调：砂仁30克，佛手30克，山楂30克，共浸入米酒500毫升中，7日后可服。每次15毫升。

**2** 治胃下垂：砂仁6克，白术6克，黄芪6克，太子参6克，陈皮15克，升麻12克，枳壳18克，甘草3克，大黄3克，制马钱子4克。水煎，去渣，温服。

# 豆蔻

性　　味：性温，味辛

归　　经：归肺、脾、胃经

药用部位：白豆蔻的干燥成熟果实

用法用量：煎服，3~6克，入汤剂宜后下

注意事项：阴虚血燥者慎用

## 功效主治

具有化湿行气、温中止呕的功效。主治湿浊中阻、不思饮食、湿温初起、胸闷不饥、寒湿呕逆、胸腹胀痛、食积不消。

## 治病养生方

**1** 脾虚湿阻型胃炎：豆蔻6克，藿香6克，诃子6克。共研成末，每服3克，姜汤送服。

**2** 肠胃受湿、腹痛、饮食不化：豆蔻15克，诃子15克，陈皮15克，干姜15克，厚朴22克。将以上5味中药研成粗末。每服5克，水煎，去渣，空腹温服，每日2次。

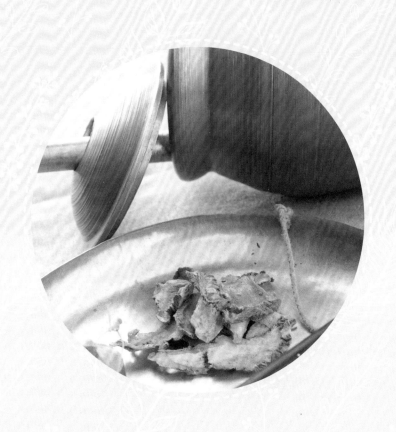

# 利水渗湿类中药

利水渗湿药能通利小便，具有排除停蓄体内水湿之邪的作用，可以解除由水湿停蓄引起的各种病症。利水渗湿药主要适用于小便不利、水肿、淋症等病症。对于湿温、黄疸、湿疮等水湿为患，亦具有治疗作用。利水渗湿药功能与偏于利水渗湿、利水消肿、利水通淋以及利湿退黄之不同，应根据具体病情适当选用。

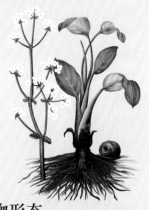

## 植物形态

多年生沼泽植物，有地下块茎，球形。叶基生，叶片先端急尖或短尖，两面均光滑无毛。花茎由叶丛中生出，总花梗通常 5~7 个，轮生状圆锥花序；小花梗长短不等，白色，倒卵形。花期 6~8 月，果期 7~9 月。

## 用法用量

煎服，5~10 克。

## 不宜服用的情况

肾虚精滑者忌用。不宜与海蛤、文蛤同用。

# 利水消肿药

利水消肿药主要用于脾不健运、水湿停留，肾及膀胱气化不行所致的水肿、小便不利、痰饮眩悸，以及水走大肠引起的水湿泄泻等证。

# 泽泻

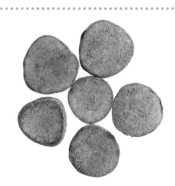

性　　味：性寒，味甘
归　　经：归肾、膀胱经
药用部位：泽泻的干燥块茎

## 功效主治

具有利水消肿、渗湿、泄热的功效。主治小便不利、水肿胀满、呕吐、泻痢、尿血等，水湿内停之尿少、水肿、泻痢及湿热淋浊等。

如果想减肥瘦身，可以用决明子 20 克，泽泻 20 克，薤白 20 克。用清水煎煮，取汁，每日 1 剂，分 3 次饮用。

## 治病养生方

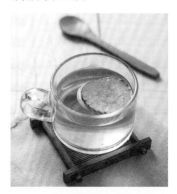

**1 头目昏眩**：泽泻 10 克，白术 6 克。水煎，去渣，温服。

**2 脂肪肝**：泽泻 10 克，郁金 10 克，虎杖 10 克，元胡 10 克，山楂 10 克。水煎当茶饮。

# 薏苡仁

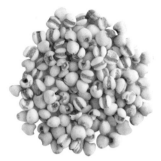

性　　味：性凉，味甘、淡
归　　经：归脾、胃、肺经
药用部位：薏苡的干燥成熟种仁

## 功效主治

具有补肺健脾、清热利湿、利水消肿、排脓的功效。主治脾虚湿滞导致的泄泻、湿痹、筋脉拘挛、屈伸不利、水肿、脚气、肺痿、肺痈、肠痈、淋浊、白带。

女性如果有黄褐斑，用薏苡仁 100 克，去核大枣 12 枚。薏苡仁用清水洗净，放入锅中，倒入 4 碗水，稍煮，最后放入大枣，用小火煮 45 分钟即可，适量食用。

## 治病养生方

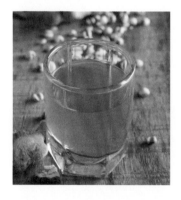

**1水肿，小便不利**：薏苡仁 50 克，郁李仁 15 克。将郁李仁研烂，用水滤取药汁。用郁李仁汁和薏苡仁煮成饭。分 2 次食用。

**2大便秘结、小便短赤**：薏苡仁 15 克，冬瓜子 30 克，桃仁 10 克，牡丹皮 6 克。水煎，去渣，温服。

**3脂肪肝**：荷叶 15 克，陈皮 15 克，薏苡仁 50 克，山楂 50 克。荷叶切成丝，晾干。将陈皮、山楂、薏苡仁一同研为细末，与荷叶泡茶。

**4痰湿型咳嗽**：薏苡仁 60 克，白果 8 个，白糖适量。将薏苡仁和白果同煮汤，用白糖调味即可。

## 植物形态

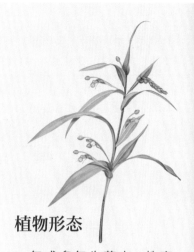

一年或多年生草本，株高 1~1.5 米。须根较粗，秆直立，约具 10 节。叶片线状披针形，长达 30 厘米，边缘粗糙，中脉粗厚，于背面凸起。总状花序腋生成束；雌小穗位于花序下部，雄小穗常 2~3 枚生于一节。花期 7~9 月，果期 9~10 月。

## 用法用量

煎服，9~30 克。生用清利湿热，炒用健脾止泻。

## 不宜服用的情况

津液不足者慎用。

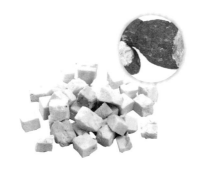

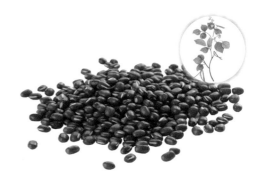

# 茯苓

性　　味：性平，味甘、淡
归　　经：归心、脾、肾经
药用部位：茯苓的干燥菌核
用法用量：煎服，9~15 克
注意事项：虚寒精滑者忌用

## 功效主治

具有利水消肿、渗湿、健脾、宁心安神的功效。主治小便不利、水肿胀满、痰饮咳逆、泄泻、呕吐、遗精、淋浊、惊悸、健忘。

## 治病养生方

1 小便不利，小肿胀满：茯苓 9 克，白术 9 克，猪苓 9 克，泽泻 15 克，桂枝 6 克。水煎，去渣，热服。

2 慢性胰腺炎：茯苓 20 克，山药 20 克。水煎当茶饮。

3 阳痿早泄：茯苓 10 克，芡实 15 克。水煎当茶饮。

# 赤小豆

性　　味：性平，味甘、酸
归　　经：归心、小肠经
药用部位：赤小豆的干燥成熟种子
用法用量：9~30 克。外用适量，研末调敷
注意事项：尿多者忌用

## 功效主治

具有利水消肿、清热退黄、解毒排脓的功效。用于水肿胀满，脚气肢肿，黄疸尿赤，风湿热痹，痈肿疮毒，肠痈腹痛。

## 治病养生方

1 流行性腮腺炎：赤小豆 50 粒研成细粉，和入温水、鸡蛋清或蜂蜜调成稀糊状，摊在布上，敷于患处。

2 肠炎：鸡内金 10 克，赤小豆 30 克。水煎当茶饮。

3 化痰除湿：薏苡仁 50 克，赤小豆 50 克，山药 15 克，梨 1 个，冰糖适量。梨去皮，加清水适量，所有材料加水煮，煮后加冰糖即可。

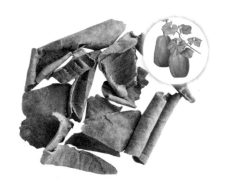

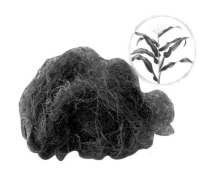

# 冬瓜皮

性　　味：性凉，味甘

归　　经：归脾、小肠经

药用部位：冬瓜的干燥外层果皮

用法用量：煎服，15~30 克

注意事项：因营养不良而致虚肿者慎用

## 功效主治

具有利水消肿、清热解暑的功效。可以用于治疗水肿、小便不利、泄泻、疮肿、暑热口渴、小便短赤等。

## 治病养生方

**1** 肾炎，小便不利，全身浮肿：冬瓜皮 18 克，西瓜皮 18 克，白茅根 18 克，玉米须 12 克，赤小豆 90 克。水煎，去渣，早中晚分 3 次服用。

**2** 产后水肿、小便不通：新鲜玉米须 80 克（干品 30 克），冬瓜皮 50 克（干品 30 克），陈皮 15 克。共同放入锅里，加适量清水后，先大火煮开，再小火熬煮 20 分钟，每日 1 剂。

# 玉米须

性　　味：性平，味甘

归　　经：归膀胱、肝、胆经

药用部位：玉米的花柱和花头

用法用量：煎服，干品 30~60 克，鲜品加倍

注意事项：阴虚火旺、尿急尿频者忌用

## 功效主治

具有利尿消肿、清肝利胆的功效。主治肾炎水肿、脚气、黄疸肝炎、高血压、胆囊炎、胆结石、糖尿病、吐血、鼻渊、乳痈。

## 治病养生方

**1** 胆结石：玉米须 30 克，茵陈 30 克。加水煎煮，时时饮用。

**2** 湿疹：玉米须 15 克，荸荠 10 个，空心菜 30 克。3 种材料分别洗净，放入锅中煎汤服用，每日 1 次，连服数天。

**3** 补气养阴、利水消肿：玉米须 30 克，白茅根 30 克，绿茶 5 克，开水冲泡，代茶饮。

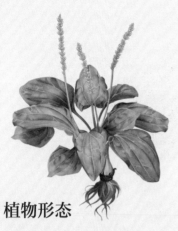

## 植物形态

多年生草本，根状茎粗短，有须根。叶基生，近直立，卵形或阔卵形，两面无毛或被短柔毛。花茎数个，花淡绿色，每朵花有宿存苞片1枚，三角形；花冠小，膜质，花冠管卵形，向外反卷。花期6~7月，果期8~9月。

## 用法用量

入纱袋煎服，9~25克。

## 不宜服用的情况

无湿热者及孕妇忌用。肾虚、遗精者慎用。

# 利尿通淋药

利尿通淋药味多苦寒或甘淡而寒，主入膀胱、肾经。苦能降泄，寒能清热，走下焦，尤能清利下焦湿热，善于利尿通淋，多用治小便短赤，血淋，石淋和膏淋等。

# 车前子

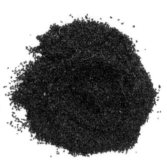

性　　味：性微寒，味甘
归　　经：归肾、肝、肺、小肠经
药用部位：车前的干燥成熟种子

## 功效主治

具有利尿通淋、渗湿止泻、明目、祛痰的功效。主治湿热下注所致小便淋沥涩痛，肝火上炎所致目赤肿痛，肝肾不足所致的眼目昏花、迎风流泪，肺热咳嗽。

患脚气者，可用车前子25克，紫菜25克。加清水适量同煎，喝汤吃紫菜，有清热祛湿的作用。

## 治病养生方

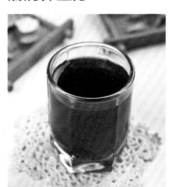

**1 肾炎**：车前子10克，茯苓10克，猪苓10克，黄芪10克，大枣5枚。水煎服，时时饮之。

**2 肝火上炎型高血压**：车前子8克，夏枯草18克，地龙15克，五味子15克。水煎服，频饮。

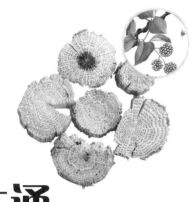

# 滑石

| | |
|---|---|
| 性　　味： | 性寒，味甘、淡 |
| 归　　经： | 归膀胱、肺、胃经 |
| 药用部位： | 硅酸盐类矿物滑石族滑石 |
| 用法用量： | 入纱袋煎服，10~20克；外用适量 |
| 注意事项： | 脾虚、热病伤津者及孕妇忌用 |

## 功效主治

具有利尿通淋、清热解暑、收湿敛疮的功效。主治暑热烦渴、小便不利、热淋、石淋、尿热涩痛、黄疸、水肿、鼻出血，外用可治皮肤湿烂、脚气。

## 治病养生方

**1** **热淋，小便赤涩热痛：**滑石120克，研成细末。每服10克，煎汤送服。不拘时候，每日1剂。

**2** **身热吐痢泄泻，下痢赤白，癃闭，石淋，腹胀痛闷：**滑石180克，炙甘草30克。将滑石和炙甘草研成细末。每服9克，温水送服，每日3次。孕妇忌服。

# 木通

| | |
|---|---|
| 性　　味： | 性寒，味苦，有毒 |
| 归　　经： | 归心、小肠、膀胱经 |
| 药用部位： | 大血藤的干燥藤茎 |
| 用法用量： | 煎服，3~6克 |
| 注意事项： | 孕妇忌用；无湿热者、儿童及年老体弱者慎用 |

## 功效主治

具有利尿通淋、清心火、通络下乳，主治淋浊、水肿、胸中烦热、喉咙疼痛、口舌生疮、遍身拘痛、乳汁不通、闭经、痛经等。

## 治病养生方

**1** **闭经及月经不调：**木通5克，牛膝5克，生地黄5克，延胡索5克。水煎，去渣，温服。

**2** **蛋白尿：**小蓟15克，荷蒂7克，藕节、木通各10克，竹叶5克。水煎服，每日1剂，分3次服。

**3** **水肿、小便赤涩淋浊，妇女闭经、乳汁不通：**木通2克，绿茶3克。用开水冲泡后饮用，冲饮至味淡。

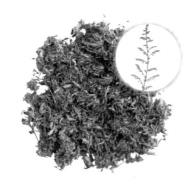

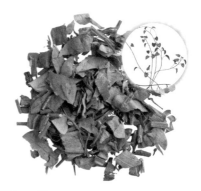

# 通草

| 性 味：性微寒，味甘、淡 |
| --- |
| 归 经：归肺、胃经 |
| 药用部位：通脱木的干燥茎髓 |
| 用法用量：煎服，3~5 克 |
| 注意事项：孕妇慎用 |

## 功效主治

具有利尿通淋、通气下乳的功效。主治淋病涩痛、小便不利、水肿尿少、小便短赤、产后乳少、目昏鼻塞。小通草是旌节花或青荚叶的干燥精髓，能清热、利尿、下乳。

## 治病养生方

1 淋病涩痛，小便不利：通草5克，冬葵子8克，滑石12克，石韦6克。水煎，去渣，早中晚分3次服用。

2 前列腺增生：肉苁蓉20克，怀牛膝10克，生黄芪10克，通草10克。用清水煎煮2次，合并药汁，分早中晚服用，有补肾、利尿的作用。

# 瞿麦

| 性 味：性寒，味苦 |
| --- |
| 归 经：归心、小肠经 |
| 药用部位：瞿麦或石竹的干燥地上部分 |
| 用法用量：煎服，9~15 克 |
| 注意事项：孕妇忌用 |

## 功效主治

具有利尿通淋、破血通经的功效，用于治疗热淋、血淋、石淋、小便不通、水肿、闭经、痈肿、视物不清、痈疽肿痛等。

## 治病养生方

1 闭经，月经不调：瞿麦9克，桃仁9克，红花9克，丹参9克，赤芍9克。水煎，去渣，温服。

2 热淋：瞿麦100克，车前子100克，萹蓄100克，滑石100克，山栀子仁100克，炙甘草100克，木通100克。大黄100克。将以上8味中药研成细末。每服6克，灯芯草煎汤送服。

# 利湿退黄药

利湿退黄药多苦寒，苦泄寒清而利湿，利胆退黄，用于湿热黄疸证。

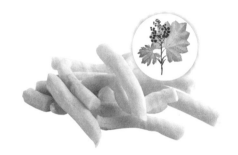
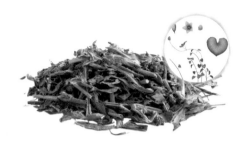

# 茵陈

| 性 味 | 性微寒，味辛、苦 |
|---|---|
| 归 经 | 归脾、胃、肝、胆经 |
| 药用部位 | 茵陈蒿的干燥地上部分 |
| 用法用量 | 煎服，6~15克；外用适量，煎汤熏洗等 |
| 注意事项 | 蓄血发黄者及血虚萎黄者慎用 |

## 功效主治

具有清利湿热、利胆退黄、解毒疗疮的功效。主治湿热黄疸、小便不利、风痒疮疥。

## 治病养生方

**1 小便不利：** 茵陈18克，栀子12克，大黄6克。先煎茵陈，再放入栀子和大黄，煎至汤浓，去渣，取汁，早中晚分3次服用。

**2 慢性肝炎：** 炙黄芪30克，茵陈10克，柴胡5克，大枣10枚。水煎服，每次适量饮用。

# 金钱草

| 性 味 | 性微寒，味甘、咸 |
|---|---|
| 归 经 | 归肝、胆、肾、膀胱经 |
| 药用部位 | 过路黄的干燥全草 |
| 用法用量 | 煎服，15~60克，鲜品加倍；外用适量 |
| 注意事项 | 脾虚泄泻者忌捣汁生用 |

## 功效主治

具有利湿通黄、利尿通淋、解毒消肿的功效。主治尿路结石、黄疸、水肿、疮毒痈肿、咳嗽、淋浊带下、小儿疳积、惊痫、疥癣、湿疹。

## 治病养生方

**1 腮腺炎：** 新鲜金钱草50克。洗净，加少量盐捣烂，敷于肿处，不论一侧或两侧腮腺肿大，均两侧同时敷药。

**2 尿道结石、膀胱结石及泌尿系感染：** 金钱草60克，制成粗末，沸水冲泡。代茶频频饮用，每日1剂。

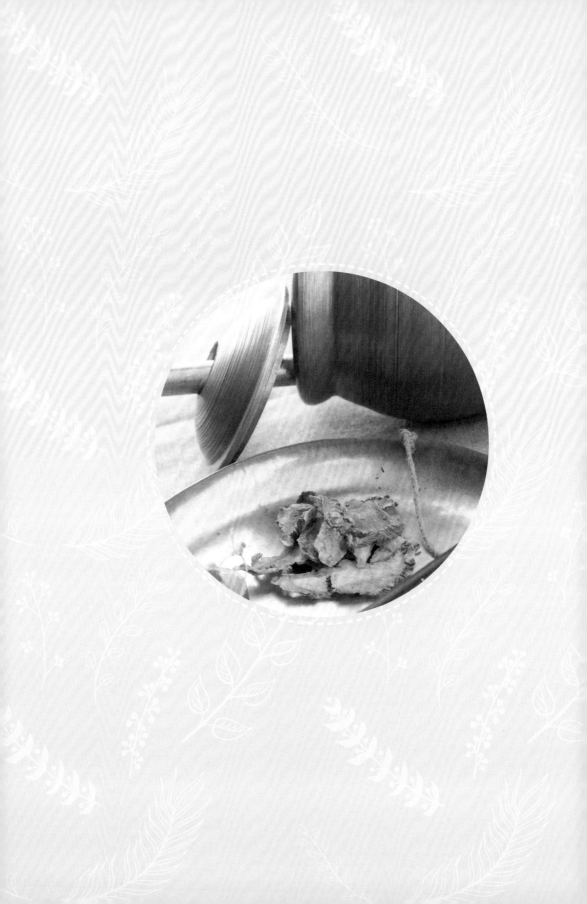

# 第八章

# 温里类中药

　　温里药以归心、肾、脾、胃经为主,可以用治里寒证,其主要作用有温里祛寒,温里药味多辛甘,性主温热。温里药多为辛热燥烈之品,易耗阴助火,凡实热证,阴虚火旺,津血亏虚者忌用;孕妇和气候炎热时慎用。

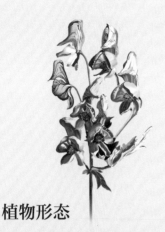

## 植物形态

多年生草本。块根通常2个连生，纺锤形或倒卵形，外皮黑褐色。茎直立或稍倾斜，下部光滑无毛，上部散生贴伏柔毛。叶互生，革质，有柄；叶片卵圆形，有3裂。总状圆锥花序，萼片5片，蓝紫色。花期6~7月，果期7~8月。

## 用法用量

煎服，3~15克，应先煎0.5~1小时，久煎；外用适量。

## 不宜服用的情况

孕妇忌用。不宜与贝母、半夏、白蔹、天花粉、瓜蒌类等同用。生品慎内服，不宜酒浸、酒煎。

# 附子

性　　味：性大热，味辛、甘，有毒
归　　经：归心、肾、脾经
药用部位：乌头的子根的加工品

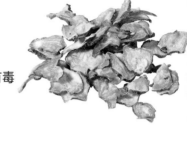

## 功效主治

具有回阳救逆、补火助阳、散寒止痛的功效。主治阴盛亡阳，阳虚所致的吐泻厥逆、肢冷脉微、心腹冷痛、脚气水肿、风寒湿痹。生附子有毒，炮制后毒性大大降低。

取制附子10克，肉桂5克，鸡蛋1个。将肉桂、制附子用清水煎煮，取汁，打入鸡蛋，煮熟，有温中补肾的作用。

## 治病养生方

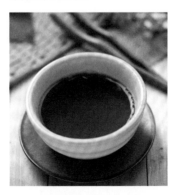

丸10克。每服1丸，水煎，去渣，饭前服用。

**2** **头痛：** 补骨脂10克，肉桂5克，制附子5克，甘草5克。水煎当茶饮。

**3** **畏寒肢冷，阳痿遗精：** 肉桂3克，山茱萸3克，炙甘草3克，熟地黄9克，杜仲9克，山药6克，枸杞子6克，附子6克。水煎，去渣，取汁，温服。

**1** **寒湿型腹泻：** 附子90克，人参90克，干姜90克，炙甘草90克，白术90克。将以上5味中药研成细末，炼蜜为丸，每

# 吴茱萸

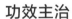

性　　味：性热，味辛、苦，有毒
归　　经：归肝、脾、胃、肾经
药用部位：吴茱萸的干燥近成熟果实

## 功效主治

具有散寒止痛，降逆止呕、助阳止泻的功效。能治疗寒凝疼痛（厥阴头痛、寒疝腹痛、寒湿脚气肿痛、痛经）、胃寒呕吐、虚寒泄泻等。

 将山药、补骨脂、吴茱萸一起煮粥，对形寒肢冷、四肢不温有益处。

## 治病养生方

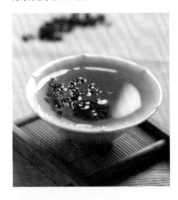

**1** **呕而胸满，干呕，头痛：** 吴茱萸9克，人参9克，生姜18克，大枣4枚。水煎，去渣，温服，每日分3次服用。

**2** **胃痛吞酸，腹痛泄泻：** 吴茱萸10克，黄连10克，白芍10克。将以上3味中药研成细末，面糊为丸，如梧桐子大。每服20丸，每日3次，米汤送服。

**3** **温养脾胃：** 补骨脂12克，肉豆蔻6克，五味子6克，吴茱萸6克。水煎，去渣，温服。每日1剂。

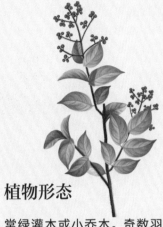

## 植物形态

常绿灌木或小乔木。奇数羽状复叶，对生，小叶2~4对，椭圆形至卵形，全缘，罕有不明显的圆锯齿。花单性，雌雄异株，雄花有雄蕊5枚；雌花较大，具退化雄蕊5枚，鳞片状。花期6~8月，果期9~10月。

## 用法用量

煎服，1.5~4.5克；外用适量。

## 不宜服用的情况

本品易耗气动火，不宜多用久服。阴虚有热者忌用。

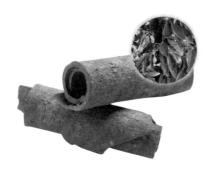
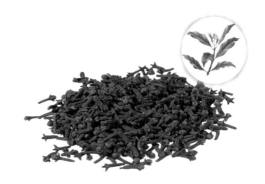

# 肉桂

| 性 味： | 性大热，味辛、甘 |
|---|---|
| 归 经： | 归脾、肾、心、肝经 |
| 药用部位： | 肉桂的干燥树皮 |
| 用法用量： | 煎服宜后下，1~4.5克 |
| 注意事项： | 阴虚火旺、血热者及孕妇忌用 |

## 功效主治

具有补火助阳、散寒止痛、温经通脉的功效。主治命门火衰、畏寒肢冷、亡阳虚脱、腰膝冷痛、腹痛溏泄、阳痿、胸痹、阴疽、闭经、痛经、宫冷等。

## 治病养生方

**1 阳痿遗精：** 肉桂3克，山茱萸3克，炙甘草3克，熟地黄9克，杜仲9克，山药6克，枸杞子6克，附子6克。水煎，去渣，取汁，温服。

**2 低血压：** 肉桂10克，党参15克，黄精12克，大枣10枚，甘草6克。水煎当茶饮，每日1剂，连续服15日。

**3 遗尿：** 肉桂9克，淫羊藿15克，益智仁15克。水煎，每日2次。

# 丁香

| 性 味： | 性温，味辛 |
|---|---|
| 归 经： | 归脾、胃、肺、肾经 |
| 药用部位： | 丁香的干燥花蕾 |
| 用法用量： | 煎服，1~3克；外用适量 |
| 注意事项： | 热证及阴虚内热者忌用 |

## 功效主治

具有温中降逆、散寒止痛、温肾助阳的功效。主治胃寒胀痛、呃逆、吐泻；脘腹冷痛、阳痿、宫冷、痹痛、疝痛、牙痛等。

## 治病养生方

**1 胃痛：** 肉桂20克，丁香10克。研为细末，饭前服用3克。

**2 小儿吐逆：** 丁香50克，半夏（生用）50克。将以上2味中药研成细末，姜汁和丸，如绿豆大。每服20丸，姜汤送服。

**3 风热型咳嗽：** 丁香6克，檀香20克，石膏10克，红花10克，甘草10克，北沙参10克，水煎取汁，频饮。

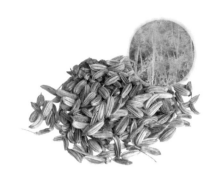
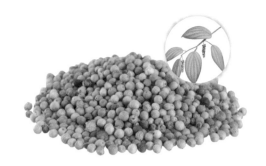

# 小茴香

| | |
|---|---|
| **性　　味**：性温，味辛 |
| **归　　经**：归肝、脾、胃、肾经 |
| **药用部位**：茴香的果实 |
| **用法用量**：煎服，3~6克；外用适量 |
| **注意事项**：热证及阴虚火旺者忌用 |

## 功效主治

具有散寒止痛、理气和胃的功效。主治寒伤脾胃引起的胃脘寒痛，肾阳不足引起的遗尿、腰膝酸软等，还可治疗寒疝腹痛、痛经。

## 治病养生方

**1 胃脘寒痛**：小茴香6克，枳壳6克，乌药10克，川厚朴7克，佛手9克，陈皮8克，甘草8克。水煎，去渣，每日分2次趁温服用。

**2 疝气腹痛**：小茴香10克。炒焦，研粉，用开水分3次冲服。

**3 睾丸肿痛**：小茴香6克，海带30克。用清水煎煮即可。

# 胡椒

| | |
|---|---|
| **性　　味**：性热，味辛 |
| **归　　经**：归胃、大肠经 |
| **药用部位**：胡椒的干燥近成熟或成熟果实 |
| **用法用量**：煎服，2~4克；研末，0.6~1.5克；也可适量外用 |
| **注意事项**：孕妇慎用 |

## 功效主治

具有温中散寒、下气消痰的功效。主治胃寒食积、脘腹冷痛、呕吐清水、反胃、肠鸣腹泻、冷痢及癫痫证。

## 治病养生方

**1 胃寒疼痛**：胡椒1.5克，甜杏仁5个，大枣3枚。将以上3味中药研成细末，温开水送服。成人每日1次，儿童酌情减量。

**2 龋齿牙痛**：白胡椒研粉，取少许与少量盐拌匀，塞入龋齿洞中。

**3 小儿腮腺炎**：胡椒粉少许，拌以适量面粉，加清水调成糊状，每日涂患侧几次，干后即可再涂。

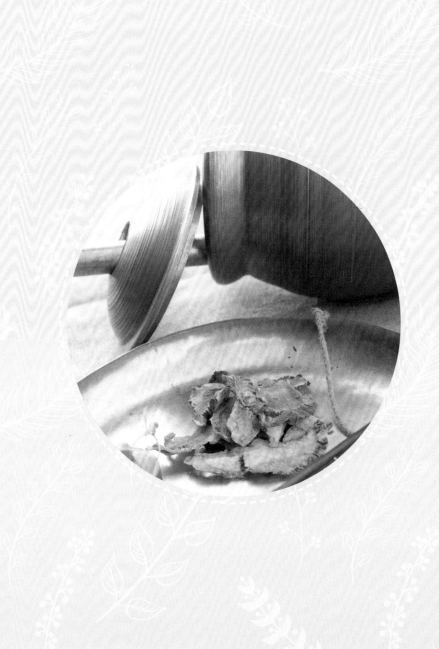

# 第九章
# 理气类中药

　　以调理气分疾病，能疏畅气机，可使气行通顺的药物，称为理气药。理气药主要作用有疏畅气机，消除气滞，气逆；理气药以辛味为主，兼见苦味；性多为温，少为寒凉者。理气药易耗气伤阴，气阴不足者慎用。

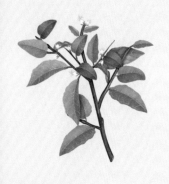

## 植物形态

常绿小乔木。单生复叶，翼叶通常狭窄，叶长卵状披针形。花黄白色，单生或簇生于叶腋，花柱细长。花期4~5月，果期10~12月。

## 用法用量

煎服，3~9克。

## 不宜服用的情况

有阴虚燥咳、吐血及内有实热者慎用。

# 陈皮

性　　味：性温，味辛、苦
归　　经：归脾、肺经
药用部位：橘及其栽培变种的干燥成熟果皮

## 功效主治

具有理气健脾、燥湿化痰的功效。主治脾胃气滞引起的胸膈痞满、恶心呕吐、脘腹胀满；痰湿壅肺引起的咳嗽、咳痰等。

痰热内扰型的失眠，可以取陈皮20克，竹茹20克。水煎当茶饮，每次适量。

## 治病养生方

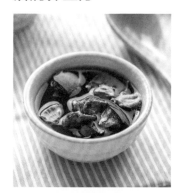

**1** 泄泻下痢：陈皮9克，藿香10克。虚者，加白术15克，茯苓10克，甘草5克；实证者，加枳实15克，厚朴10克，木香5克。水煎，去渣，温服。

**2** 脂肪肝：陈皮5克，荷叶5克，薏苡仁100克，山楂10克。将陈皮、薏苡仁、山楂一同研为细末，与荷叶泡茶即可。

**3** 脾虚湿阻型肥胖：陈皮3克，茯苓6克。水煎当茶饮。

**4** 咳嗽：陈皮10克，罗汉果2个。将陈皮切丝，罗汉果洗净、压碎，用大火煮沸后再煮10分钟，当茶饮用。

# 香附

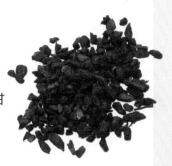

性　　味：性平，味辛、微苦、微甘
归　　经：归肝、三焦、脾经
药用部位：莎草的干燥根茎

## 功效主治

具有疏肝解郁、调经止痛、理气调中的功效。主治肝胃不和、气郁不舒、胸腹胁肋胀痛、月经不调、痛经、乳房肿痛、崩漏带下及气滞腹痛。

气滞血瘀型的月经不调，可用佛手 15 克，川芎 15 克，香附 15 克。水煎服，时时饮之。

## 治病养生方

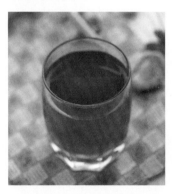

**1** 疝气：高良姜 20 克，荔枝核 20 克，香附子 10 克。共研细末，每次服 10 克，每日 1 次，5 日服完。

**2** 细菌性痢疾：乌梅 18 克，香附 12 克，加水 150 毫升。水煎，浓缩至 50 毫升，分 2 次服用。

**3** 气滞血瘀型痛经：香附 9 克，益母草 9 克，丹参 15 克，白芍 10 克。水煎，去渣，取汁，温服。行经前 5 天，每日 1 剂，早、晚各 1 次。

**4** 过敏性紫癜：五灵脂 10 克，川芎 10 克，桃仁 10 克，没药 10 克，制香附 10 克，牛膝 10 克，秦艽 10 克，地龙 10 克，羌活 10 克，甘草 10 克，当归 15 克，红花 5 克。水煎服，每日 1 剂。

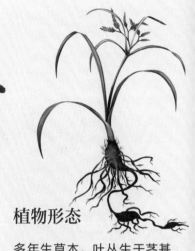

## 植物形态

多年生草本。叶丛生于茎基部，叶片线形，全缘。花序复穗状，3~6 个花序在茎顶排成伞状，每个花序具 3~10 个小穗，线形。花期 5~8 月，果期 7~11 月。

## 用法用量

煎服，6~9 克。

## 不宜服用的情况

气虚无滞者慎用；阴虚、血热者禁用。

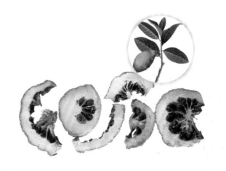
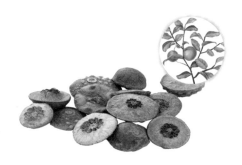

# 香橼

性　　味：性温，味辛、微苦、酸

归　　经：归肝、脾、胃、肺经

药用部位：枸橼或香圆的成熟果实

用法用量：煎服，3~9克

注意事项：阴虚血燥及孕妇气虚者慎用

## 功效主治

具有疏肝解郁、理气和中、燥湿化痰的功效。主治肝郁胸胁胀痛、胃痛胀满、呕恶食少、痰饮咳嗽、胸膈不利等。

## 治病养生方

**1** 气逆不进饮食：香橼20克，川贝50克，当归45克，通草30克，西瓜皮30克，甜桔梗9克。将以上6味中药用白檀香劈碎研末，煎浓汁，制为丸，如梧桐子大。每服9克，开水送服。

**2** 臌胀：香橼9克，核桃仁18克，缩砂仁6克。各煅存性为散，白糖拌调。饭前服用。

**3** 咳嗽：香橼20克，白酒1000毫升。将香橼放入瓷罐内，倒入白酒，密闭7天即可。

# 枳实

性　　味：性温，味苦、辛、酸

归　　经：归脾、胃、大肠经

药用部位：甜橙的干燥幼果

用法用量：煎服，3~9克，大量可用至30克。炒后性较平和

注意事项：孕妇慎用

## 功效主治

具有破气消积、化痰除痞的功效。主治积滞内停、水肿食积、大便秘结、胸痹、胃下垂、子宫脱垂、脱肛等。

## 治病养生方

**1** 腹脘胀痛：炒枳实15克，大黄15克，神曲15克，茯苓9克，黄芩9克，黄连9克，白术9克，泽泻6克。将以上中药研末，汤浸蒸饼为丸，如梧桐子大，每服50丸，温水送服，每日2次。

**2** 脂肪肝：炒白术30克，生地黄30克，炒枳实15克，按原方比例加大剂量，研粗粉，每次取药30克，用纱布包好，用沸水适量冲泡，盖好盖闷15分钟即可，当茶饮用。

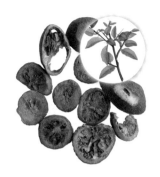
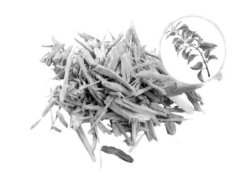

# 青皮

**性　味**：性温，味苦、辛
**归　经**：归肝、胆、胃经
**药用部位**：橘的成熟果实的果皮
**用法用量**：煎服，3~9 克。醋炙疏肝止
　　　　　　痛力强
**注意事项**：气虚者忌用

## 功效主治

具有疏肝破气、消积化滞的功效。主治气滞所致胸胁胃脘疼痛、疝气、食积腹痛、乳肿、久疟痰块等。

## 治病养生方

**1 乳腺增生**：玫瑰花 10 克，菊花 10 克，青皮 5 克。开水冲泡，代茶饮。不拘时服。

**2 气滞血瘀型盆腔炎**：青皮 10 克晾干后切成丝，与 10 克红花加水浸泡 30 分钟，煎煮 30 分钟，去渣取汁。当茶服用。

# 檀香

**性　味**：性温，味辛
**归　经**：归脾、胃、心、肺经
**药用部位**：檀香的树干的心材
**用法用量**：煎服，2~5 克，宜后下；入
　　　　　　散、入丸，1~3 克
**注意事项**：阴虚火旺、实热鼻衄者慎用

## 功效主治

具有行气止痛、散寒调中的功效。可以用于治疗寒凝气滞、胸腹冷痛、胃脘寒痛、呕吐食少等。

## 治病养生方

**1 萎缩性胃炎**：檀香 5 克，玉竹 30 克，丹参 30 克，山楂 10 克，砂仁 10 克。水煎，去渣，温服，早晚分 2 次服用。

**2 风热型咳嗽**：檀香 5 克，丁香 6 克，石膏 10 克，红花 10 克，甘草 10 克，北沙参 10 克。水煎，去渣，频饮。

**3 血瘀型痛经**：檀香 5 克，红花 5 克，绿茶 2 克，红糖 30 克。用开水冲泡，加盖闷 5 分钟，代茶饮。

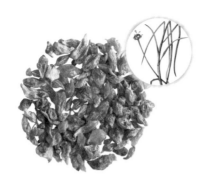
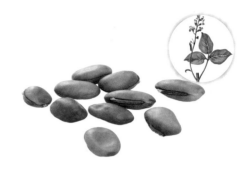

# 薤白

| | |
|---|---|
| 性　　味： | 性温，味辛、苦 |
| 归　　经： | 归肺、胃、大肠经 |
| 药用部位： | 小根蒜或薤的干燥鳞茎 |
| 用法用量： | 煎服，5~9克 |
| 注意事项： | 阴虚发热、气虚者忌用。不宜与韭菜共用 |

## 功效主治

具有通阳散结、行气导滞的功效。主治胸痹心痛彻背、胸脘痞闷、泻痢后重等。

## 治病养生方

**1** **干呕不止**：薤白6克，生姜15克，陈皮9克。水煎，去渣，取汁。分2次温服。

**2** **反胃**：薤白6克，人参3克，小米10克。薤白和人参水煎，去渣，取汁。药汁和小米一起煮粥即可。

**3** **瘦身减肥**：薤白20克，决明子20克，泽泻20克。水煎，去渣，取汁。每日1剂，分3次服用。

# 刀豆

| | |
|---|---|
| 性　　味： | 性温，味甘 |
| 归　　经： | 归胃、肾经 |
| 药用部位： | 刀豆的干燥成熟种子 |
| 用法用量： | 煎服，6~9克 |
| 注意事项： | 胃热盛者慎用 |

## 功效主治

具有降气、止呃、温肾助阳的功效。主治虚寒呃逆、呕吐、肾虚、腰痛、胃痛等。刀豆果壳具有通经活血、止泻的功效，可用于治疗腰痛、久痢、闭经。

## 治病养生方

**1** **百日咳**：刀豆9克，甘草3克，冰糖适量。水煎，去渣，取汁。频饮。

**2** **气滞呃逆，膈闷不舒**：刀豆9克。研成细末，温水送服。

**3** **小儿疝气**：刀豆适量。研粉，每次4.5克，温水冲服。

**4** **老年腰痛**：刀豆壳适量。烧炭存性研末，拌入米饭，每日1剂，分2次服用。

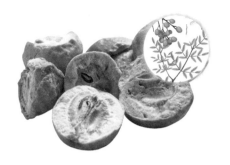

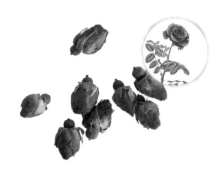

# 川楝子

| | |
|---|---|
| 性　　味： | 性寒，味酸、苦，有毒 |
| 归　　经： | 归肝、胃、小肠、膀胱经 |
| 用药部位： | 川楝的干燥成熟果实 |
| 用法用量： | 煎服，4.5~9克；外用适量。炒用寒性降低 |
| 注意事项： | 有毒，不宜久服 |

## 功效主治

具有行气止痛、杀虫的功效。主治肝郁化火诸痛证、热厥心痛、胸胁痛、脘腹胀痛、疝痛、虫积腹痛等。

## 治病养生方

**1** **寒疝**：川楝子9克，小茴香1.5克，木香3克，吴茱萸3克。水煎，去渣，取汁，温服。

**2** **热厥心痛，或发或止，久而不愈**：川楝子30克，玄胡索30克。将川楝子和玄胡索研细末。每服9克，温酒送服。

**3** **理气解郁**：川楝子6克，佛手10克，青皮9克。水煎，去渣，温服。

# 玫瑰花

| | |
|---|---|
| 性　　味： | 性温，味甘、微苦 |
| 归　　经： | 归肝、脾经 |
| 用药部位： | 玫瑰的干燥花蕾 |
| 用法用量： | 煎服，1.5~6克 |
| 注意事项： | 阴虚火旺者不宜长期、大量使用。孕妇不宜多次饮用 |

## 功效主治

具有行气解郁、活血止痛的功效。主治肝胃气痛、乳房胀痛、月经不调、赤白带下、跌打伤痛。

## 治病养生方

**1** **息风头痛**：玫瑰花6克，蚕豆花12克。开水冲泡，代茶饮。

**2** **月经过多**：玫瑰花9克，鸡冠花9克，红糖适量。水煎，去渣，取汁，加红糖调味即可。

**3** **乳腺增生**：玫瑰花10克，菊花10克，青皮5克。开水冲泡，代茶饮。不拘时服。

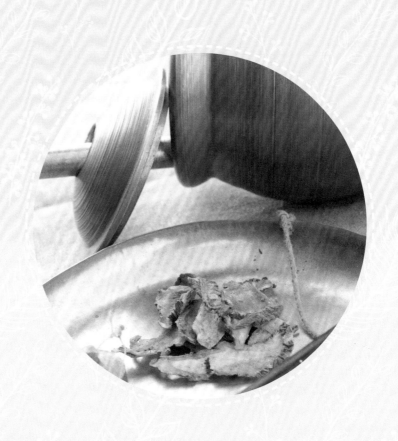

# 第十章
# 消食类中药

　　凡以消积导滞、促进消化、治疗饮食积滞为主要作用的药物，称为消食药。具有消化饮食积滞、开胃和中的功能。主要用于饮食积滞，脘腹胀满、恶心呕吐、不思饮食、大便失常等脾胃虚弱的消化不良证。

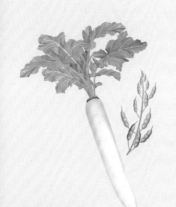

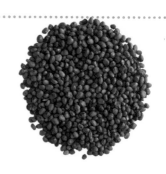

# 莱菔子

性　　味：性平，味辛、甘
归　　经：归肺、脾、胃经
药用部位：萝卜的干燥成熟种子

## 植物形态

一年生或二年生直立草本，直根，肉质，长圆形、球形或圆锥形，外皮绿色、白色或红色。茎无毛，稍具粉霜。基生叶和下部茎生叶大头羽状半裂。总状花序顶生或腋生，花瓣4片，白色、紫色或粉红色，花期4~5月，果期5~6月。

## 用法用量

煎服，6~10克。

## 不宜服用的情况

本品辛散耗气，故气虚无食积、痰滞者慎用。

## 功效主治

具有消食除胀、降气化痰的功效。主治咳嗽痰喘、食积气滞、胸闷腹胀、下痢后重、便秘。炒莱菔子有降气祛痰的作用，适用于久咳痰喘实证。

 莱菔子15克，大米50克，二者共煮成粥。早、晚温热食用。可以辅食治疗慢性气管炎、肺气肿。

## 治病养生方

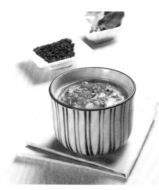

**1 肠梗阻**：莱菔子24克，大黄10克，芒硝6克，蜂蜜适量。先煎莱菔子、大黄，去渣，取汁。另煮蜂蜜至沸入芒硝，煎熬20分钟，与前药汁混合，1次顿服。也可少量多次，频饮。

**2 老年性便秘**：莱菔子6克。温水送服，每日3次。

**3 降眼压**：莱菔子10克，装入小纱布袋中与切成碎末的适量胡萝卜同煮，待胡萝卜熟后，取出药包，连汤食用。每日1次。也可以加大米，煮成粥食用。

**4 癫狂症**：莱菔子30克，生大黄30克，芒硝24克，白芥子9克。水煎服，每日1剂，每次适量。

# 山楂

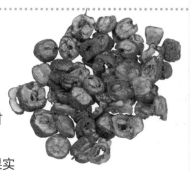

性　　味：性微温，味酸、甘
归　　经：归脾、胃、肝经
药用部位：山楂的干燥成熟果实

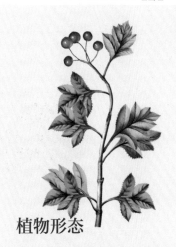

## 功效主治

具有消食化积、行气散瘀的功效。主治肉食积滞不化、痰饮、痞满、泻痢腹痛、肠风、腰痛、疝气、产后恶露不尽、痛经、小儿乳食停滞。生山楂、炒山楂长于消食散瘀，焦山楂、山楂炭长于治泻痢。

山楂大枣粥有补血养颜的作用。山楂30克，大枣10枚，大米50克，将大枣掰开，与山楂、大米加水同煮，煮至米熟即可。

## 植物形态

落叶乔木或大灌木，树皮暗棕色，多分枝。单叶互生，叶片阔卵形、三角状卵形至菱状卵形，先端尖，基部楔形。花10~12朵成伞房花序，花梗被短柔毛；花冠白色或带淡红色，花瓣5片，倒宽卵形。花期5月，果期8~10月。

## 治病养生方

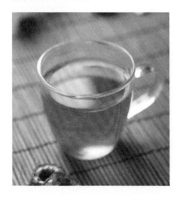

**1 食积：** 山楂200克，白术200克，神曲100克。将以上3味中药研末，蒸熟制成丸，如梧桐子大。每服70丸，温汤送服。

**2 湿热型腹泻：** 鸡内金10克，山楂10克，炒麦芽10克，莱菔子20克，甘草5克。水煎，去渣，取汁，温服。每日1剂。

**3 乳腺增生：** 麦芽50克，山楂15克，五味子15克。水煎，去渣，取汁，温服。每日1剂。

## 用法用量

煎服，10~15克，大剂量可用至30克。生用适量。

## 不宜服用的情况

消化性溃疡、龋齿、气虚便溏、脾虚、无积滞者忌用。孕妇慎用。

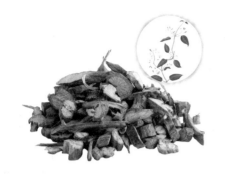

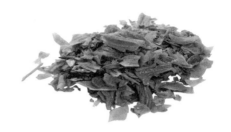

# 鸡矢藤

| | |
|---|---|
| 性　　味： | 性微寒，味甘、苦 |
| 归　　经： | 归脾、胃、肝、肺经 |
| 药用部位： | 鸡矢藤的全草 |
| 用法用量： | 煎服，15~60克；外用适量，捣敷或煎水洗 |
| 注意事项： | 痈疽已溃者、孕妇忌用 |

## 功效主治

具有消食健胃、化痰止咳、清热解毒、止痛的功效。主治饮食积滞、小儿疳积、痰热咳嗽、咽喉肿痛、痈疮疖肿及各种痛证。

## 治病养生方

**1** 气郁胸闷，胃痛，食积腹泻：鸡矢藤30克。水煎，去渣，取汁，温服。

**2** 小儿疳积：鸡矢藤根15克，猪肚1副、盐适量。猪肚切条放入砂锅，加水和鸡矢藤根炖煮2小时，加盐即可。

**3** 红痢：鸡矢藤根120克，路边姜60克，猪瘦肉300克。猪瘦肉切块，放入砂锅中，加入清水、路边姜和鸡矢藤一起炖煮1小时，除去药渣，喝汤，食肉即可。

# 鸡内金

| | |
|---|---|
| 性　　味： | 性平，味甘 |
| 归　　经： | 归脾胃、小肠、膀胱经 |
| 药用部位： | 鸡的干燥砂囊内壁 |
| 用法用量： | 煎服，3~10克；研末，每次1.5~3克 |
| 注意事项： | 脾虚无食积者慎用 |

## 功效主治

具有消食健胃、涩精止遗的功效。主治饮食积滞、消化不良、呕吐反胃、泻痢、疳积、消渴、肾虚遗精、遗尿、胆石症。

## 治病养生方

**1** 伤食型腹泻：陈皮9克，鸡内金9克，鸡蛋壳30克。放锅中炒黄后研成细末，每次取6克，用温水送服，每天3次，连服2天。

**2** 消食导积：鸡内金10克，麦芽30克，绿茶5克。放入锅内，用小火焙黄，略捣碎后，用开水冲泡20分钟。

**3** 肠炎：鸡内金10克，赤小豆30克。水煎，去渣，取汁。代茶饮。

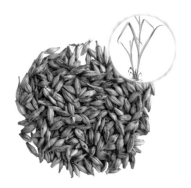

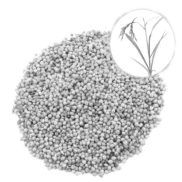

# 麦芽

性　　味：性平，味甘

归　　经：归脾、胃、肝经

药用部位：大麦的成熟果实经发芽干燥

用法用量：煎服，一般用量 10~15 克，
大剂量可用 30~120 克

注意事项：哺乳期妇女忌用

## 功效主治

具有消食健胃，回乳消胀的功效。用于脾虚食少、消化不良、乳房胀满、乳汁郁积。炒麦芽偏于行气消食，回乳，用于脾运不佳、便溏日久、妇女欲断乳汁；焦麦芽药效较猛，长于消食导滞，用于食积吞酸、脘腹闷胀。

## 治病养生方

**1 乳腺增生：**麦芽 50 克，山楂 15 克，五味子 15 克。水煎，去渣，取汁，温服。每日 1 剂，10 日为 1 个疗程。

**2 手足癣、股癣：**麦芽 40 克，加入 75% 酒精 100 毫升，浸泡 1 周左右。用时外涂患处，每日 2 次，连用 4 周。

# 谷芽

性　　味：性温，味甘

归　　经：归脾、胃经

药用部位：稻的成熟果实经发芽干燥而得

用法用量：煎汤，10~15 克，大剂量
30 克

注意事项：胃下垂者忌用

## 功效主治

具有消食和中，健脾开胃的功效。主治食积不消，腹胀口臭，脾胃虚弱，不饥食少。炒谷芽偏于消食，用于不饥食少；焦谷芽善化积滞，用于积滞不消。

## 治病养生方

**消化不良，食欲不振：**炒谷芽 12 克，麦芽 12 克，炒神曲 9 克，炒山楂 9 克，鸡内金 9 克。水煎服。

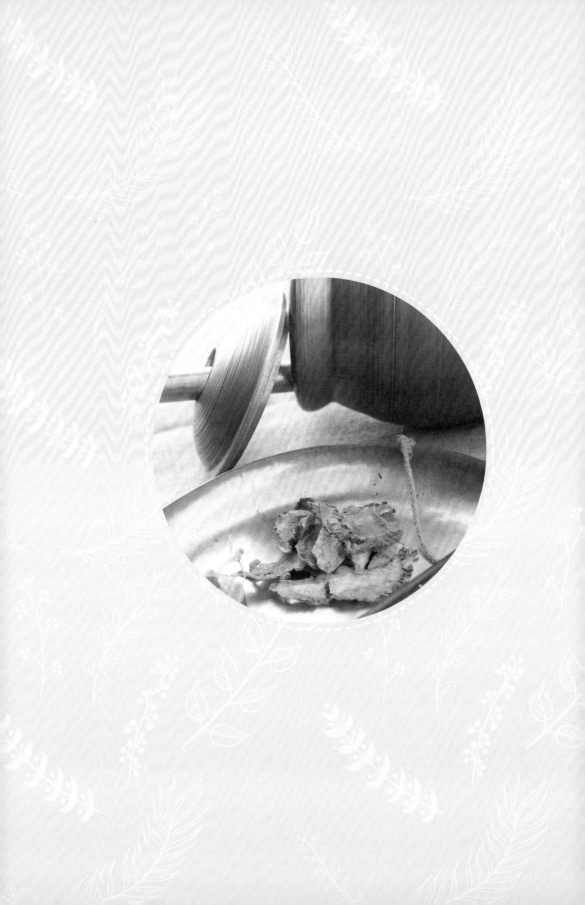

# 第十一章

# 驱虫类中药

凡以驱除或杀灭人体寄生虫为主要作用的药物，称为驱虫药。本类药物多具毒性，入脾、胃、大肠经，对人体内的寄生虫，特别是肠道内寄生虫，有毒杀、麻痹作用，促使其排出体外。对机体其他部位的寄生虫，如血吸虫、阴道滴虫等，某些驱虫药物亦有驱杀作用。

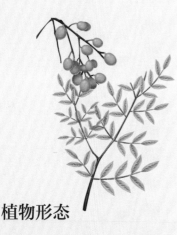

## 植物形态

落叶乔木，树皮暗褐色。二回羽状复叶，互生，小叶卵形至椭圆形，基部阔楔形或圆形。圆锥花序腋生，花淡紫色，花萼5裂，裂片披针形，花瓣5片，平展或反曲，倒披针形。花期4~5月，果期10~11月。

## 用法用量

煎服，干品4.5~9克；鲜品15~30克；外用适量。

## 不宜服用的情况

苦楝皮有毒，不宜过量或持续久服。

# 苦楝皮

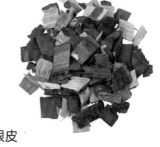

性　　味：性寒，味苦，有毒
归　　经：归肝、脾、胃经
药用部位：川楝或楝的干燥树皮及根皮

## 功效主治

具有杀虫、疗癣的功效。用于治疗蛔虫病、蛲虫病、钩虫病、疥癣、湿疹。

如果是虫牙痛，可以用苦楝皮适量，水煎，去渣，取汁，漱口。每日3次。

## 治病养生方

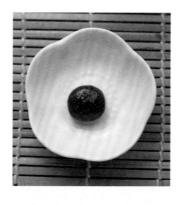

皂角25克。将以上4味中药研成细末，炼蜜为丸，如大枣大小，放入肛门或阴道内。

**2** 湿疹：苦楝皮适量，茶油少许。苦楝皮洗净，晒干，烧灰，调茶油涂抹患处，隔日洗去再涂，重复3次。

**1** 蛲虫病：苦楝皮9克，苦参9克，蛇床子5克，

# 使君子

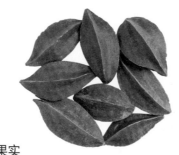

性　　味：性温，味甘

归　　经：归脾、胃经

药用部位：使君子的干燥成熟果实

## 功效主治

具有杀虫、消积、健脾的功效。主治蛔虫病、蛲虫病、腹胀、泻痢、小儿乳食停滞、小儿疳积等。

取芦荟、使君子各等分，将芦荟和使君子研成细末，每服3克，米汤送服。可以辅助治疗小儿营养不良。

## 治病养生方

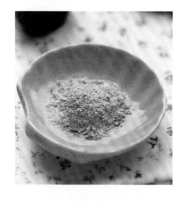

**1** 小儿腹中蛔虫攻痛，口吐清沫：使君子6克，研成细末，米汤送服。每天1剂。

**2** 血吸虫病：使君子15克，木香15克，荜澄茄30克，苍术18克，花椒9克，瞿麦9克。将以上6味中药研成细末，加面粉制成水丸。7~10岁每次4克，11~15岁每次4.5~5克，16岁以上每次6克。上午10时、下午3时各服1次，10~12天为1个疗程。

**3** 虫积：牵牛子60克，槟榔30克，使君子30克，白糖适量。将以上3味中药研成细末，每服6克，白糖调下，小儿减半。

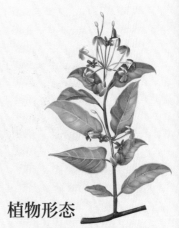

## 植物形态

落叶攀缘状灌木，幼枝被棕黄色短柔毛。叶对生，长圆形或长圆状披针形。顶生穗状花序组成伞房状序；花两性，花瓣5片，先端钝圆，初为白色，后转淡红色。花期5~9月，果期6~10月。

## 用法用量

煎服，9~12克；取仁炒香嚼服，6~9克。

## 不宜服用的情况

大量服用会伤脾，导致呕吐、眩晕等症状。不可当茶饮，否则会引起呃逆、腹泻等。

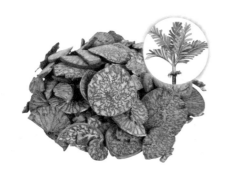
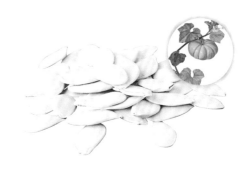

# 槟榔

| | |
|---|---|
| 性　　味： | 性温，味辛、苦 |
| 归　　经： | 归胃、大肠经 |
| 药用部位： | 槟榔的干燥成熟种子 |
| 用法用量： | 煎服，3~10克。生用效果比炒用强，鲜者优于陈久者 |
| 注意事项： | 气虚下陷者慎用。腹泻后体虚者忌用。多食会发热，易致癌。孕妇慎用 |

## 功效主治

具有杀虫消积、行气利水、截疟的功效。主治各种肠道寄生虫病、食积气滞、腹胀、泻痢后重、水肿、脚气肿痛、疟疾等。

## 治病养生方

**1** 小儿蛔虫病：槟榔5克，猪牙皂角3克，苦楝皮9克。将以上3味中药研成细末。温水送服，每日1剂。

**2** 脚气肿痛：木瓜30克，陈皮30克，槟榔7枚，吴茱萸6克，桔梗15克，生姜15克，紫苏叶9克。将以上7味中药研成粗末，分成8份。每日1服，水煎，去渣，冷服。

# 南瓜子

| | |
|---|---|
| 性　　味： | 性平，味甘 |
| 归　　经： | 归胃、大肠经 |
| 药用部位： | 南瓜的种子 |
| 用法用量： | 研末，60~120克 |
| 注意事项： | 胃热者慎食，否则会脘腹胀闷 |

## 功效主治

具有杀虫的功效。主治绦虫病，亦可用治血吸虫病（长期、大量）。

## 治病养生方

**1** 蛔虫：南瓜子30克。将南瓜子研碎，加开水、蜜或糖搅拌成糊状，温水送服。

**2** 血吸虫病：南瓜子适量。炒黄，研成细末。每日服60克，分成2次，加白糖开水冲服。以15日为1个疗程。

**3** 营养不良，面色萎黄：南瓜子仁、花生仁、胡桃仁各适量，生食，一同嚼服。

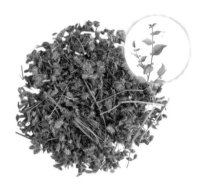

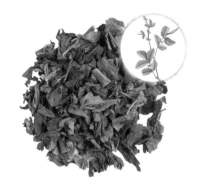

# 鹤虱

性　　味：性平，味辛、苦，有毒

归　　经：归脾、胃经

药用部位：天名精的果实

用法用量：一般用量3~10克，可煎服、入丸、入散、外用等

注意事项：孕妇、腹泻者忌用

## 功效主治

具有杀虫消积的功效。可以用于治疗蛔虫病、钩虫病、蛲虫病、绦虫病等引发的虫积腹痛，以及小儿疳积等。

## 治病养生方

**虫积腹痛**：鹤虱9克，南瓜子15克，槟榔15克，水煎，去渣。每日1剂，分2次服用。

# 鹤草芽

性　　味：性凉，味苦、涩

归　　经：归肝、小肠、大肠经

药用部位：龙牙草的地下冬芽

用法用量：不宜入煎剂，研末服，30~45克。小儿0.7~0.8克/千克，每日1次，早晨空腹服用

注意事项：女性月经期忌用

## 功效主治

具有杀虫的功效。可以用于治疗绦虫病、赤白痢疾、劳伤脱力、痈肿、跌打、创伤出血、小儿头部疖肿等。服药后若有恶心、呕吐、腹泻、头晕、出汗等反应，停服。

## 治病养生方

**金疮**：鹤草芽适量，捣烂，敷贴于患处即可。每日1剂。

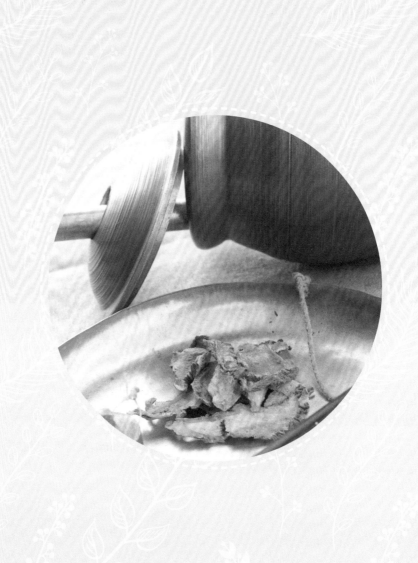

# 第十二章

# 止血类中药

凡以制止体内外出血为主要作用的一类中药，称为止血药。根据其药性及作用特点可分为凉血止血、化瘀止血、收敛止血、温经止血四类。止血药均入血分，因心主血、肝藏血、脾统血，故本类药物以归心、肝、脾经为主，尤以归心、肝二经者为多。均具有止血作用。

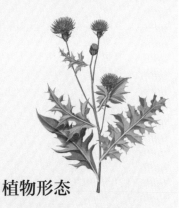

## 植物形态

多年生草本。根长圆锥形，簇生。茎直立，有细纵纹。基生叶有柄，开花时不凋落，呈莲座状，叶片倒披针形或倒卵状椭圆形。头状花序单一或数个生于枝端，成圆锥状，花两性，管状，紫红色，裂片5片。花期5~8月，果期6~8月。

## 用法用量

煎服，10~15克，鲜品可用至60克；外用适量，捣敷。

## 不宜服用的情况

脾胃虚寒而无瘀滞者、血虚至极者忌用。

# 凉血止血药

凉血止血药能清血分之热而止血，适用于血热出血，血色鲜红，血较浓稠，伴有发热或不发热，面红目赤，口渴欲饮，舌红苔黄等症。

# 小蓟

性　　味：性凉，味甘、苦
归　　经：归心、肝经
药用部位：刺儿菜的全草

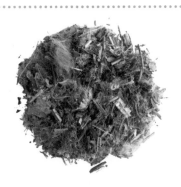

## 功效主治

具有凉血止血、散瘀解毒、消痈的功效。主治血热妄行之出血证（如吐血、咯血、鼻出血、尿血、崩漏等）、高血压、急性传染性肝炎、创伤出血，热毒痈肿。

 仙鹤草、白茅根、小蓟各适量，将3味中药研成细末，撒在出血处即可止血。

## 治病养生方

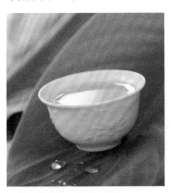

**1** 蛋白尿：小蓟10克，藕节10克，木通10克，竹叶10克，荷蒂7克。水煎，去渣，取汁，温服。每日1剂，分3次服用。

**2** 血尿：鲜白茅根60克，小蓟30克，车前草30克。水煎，去渣，取汁，温服。每日1剂。

# 大蓟

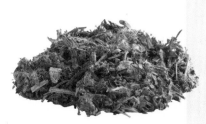

性　　味：性凉，味甘、苦
归　　经：归心、肝经
药用部位：大蓟的全草及根

## 功效主治

具有凉血止血、散瘀解毒、消痈的功效。用于治疗血热妄行所致的出血症（如吐血、鼻出血、崩漏、尿血），带下，肠风，热毒痈肿。

鲜大蓟叶 60 克，鸡蛋 3 个。鲜大蓟叶入开水锅内余一下，挤干水，切碎。鸡蛋打散，油锅烧热，投入大蓟叶炒，加盐炒入味，倒入鸡蛋液炒匀即可，能治虚劳吐血，鼻出血，咽喉肿痛。

## 治病养生方

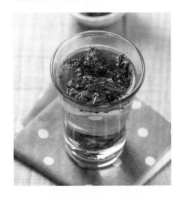

**1 荨麻疹**：鲜大蓟 60 克（干品用 15 克）。水煎，去渣，取汁，温服。连用 3~5 日。

**2 肺结核**：大蓟根 50 克，水煎煮取汁，每日 1 剂，分 2 次服用。如能加瘦肉 60 克或猪肺 30 克同煎更好，连续服用 3 个月为 1 疗程。

**3 血尿**：鲜大蓟 30 克，小蓟 30 克，清水洗净，捣烂取汁，小火炖开，加糖调味后服下。若用干品，每次各 15 克，水煎服。轻症每日 2 次，重症每日 3 次。

## 植物形态

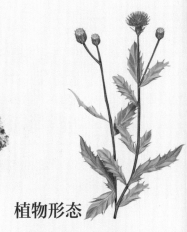

多年生草本，茎基部生长多数须根。根状茎细长，先直伸后匍匐，白色，肉质。叶互生，无柄，长椭圆形或椭圆状披针形，开花后下部叶凋落。头状花序顶生，直立，花单性，雌雄异株，管状花，紫红色。花期 5~7 月，果期 8~9 月。

## 用法用量

煎服，10~15 克，鲜品加倍；外用适量，捣敷。

## 不宜服用的情况

脾胃虚寒而无瘀滞者忌用。忌铁器。

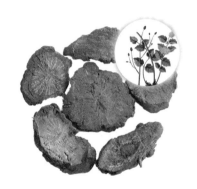
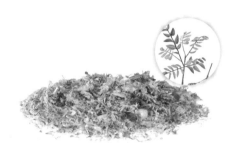

# 地榆

性　　味：性微寒，味苦、酸、涩
归　　经：归肝、大肠经
药用部位：地榆的根茎及根
用法用量：煎服 10~15 克；外用适量
注意事项：凡虚寒性便血、下痢、崩漏
　　　　　及出血有瘀者慎用

## 功效主治

具有凉血止血、解毒敛疮的功效。主
治吐血、咯血、鼻出血、便血、崩漏、
痔漏、疮痈肿痛、湿疹、烧伤。止血
多炒用，解毒敛疮多生用。

## 治病养生方

**1血痢不止**：地榆 100 克，炙甘草
25 克。将地榆和甘草研成粗末。
每服 25 克，水煎，去渣，取汁，温服。
每日 2 次。

**2妇人漏下赤色不止**：地榆 100 克，
醋 1000 毫升。醋煎地榆，去渣，
取汁，每次 50 毫升。饭前稍热服。

**3湿疹**：地榆适量。炒制后研末，以
凡士林配成 30% 药膏，外敷于患处。

# 槐花

性　　味：性微寒，味苦
归　　经：归肝、大肠经
药用部位：槐的干燥花及花蕾
用法用量：煎服，10~15 克。外用适量
注意事项：脾胃虚寒及阴虚发热而无实
　　　　　火者慎用

## 功效主治

具有凉血止血、清肝泻火的功效。主
治血热出血证，如便血、尿血、血淋、
崩漏、赤白痢疾、肝火头痛、目赤肿痛、
痈疽疮疡。止血多炒炭用，清热泻火
宜生用。

## 治病养生方

**1赤白痢疾**：槐花 10 克，白芍 6 克，
枳壳 3 克，甘草 1.5 克。水煎，去渣，
取汁，温服。

**2清热凉血，血热出血**：槐花 30 克，
蜂蜜 30 克，地榆 60 克。水煎槐
花和地榆，去渣，取汁，待其温热时，
放入适量蜂蜜调味。早晚 2 次分服。

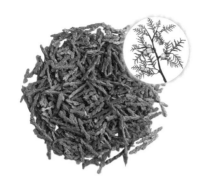
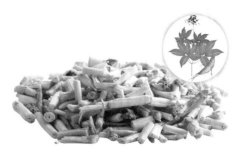

# 侧柏叶

| | |
|---|---|
| 性　味： | 性寒，味苦、涩 |
| 归　经： | 归肺、肝、脾经 |
| 药用部位： | 侧柏的干燥枝梢及叶 |
| 用法用量： | 煎服，10~15克。外用适量。止血多炒炭用，止咳化痰多生用 |
| 注意事项： | 不宜多用，易倒胃 |

## 功效主治

具有凉血止血、化痰止咳、生发乌发的功效。主治血热出血证及肺热咳嗽、脱发、须发早白。

## 治病养生方

**1 吐血不止**：侧柏叶15克，干姜15克，艾叶10克。水煎，去渣，取汁，温服。

**2 肠风、脏毒，酒痢，下血不止**：侧柏叶10克，槐花50克（炒半黑色）。将以上2味中药研成细末，炼蜜为丸，如梧桐子大。每服40丸，温酒送服。

**3 脓肿**：侧柏叶50克，白矾25克，白酒100毫升。先将侧柏叶捣碎，又将白矾细粉置酒中溶化，再将侧柏叶倒入酒内和匀，调敷患处，每日换药2次。

# 白茅根

| | |
|---|---|
| 性　味： | 性寒，味甘 |
| 归　经： | 归肺、胃、膀胱经 |
| 药用部位： | 白茅的根茎 |
| 用法用量： | 煎服，干品15~30克，鲜品加倍 |
| 注意事项： | 脾胃虚寒，溲多不渴者忌用 |

## 功效主治

具有凉血止血、清热利尿、清肺胃热的功效。主治热病烦渴、吐血、鼻出血、肺热喘急、胃热呃逆、热淋、小便不利、水肿、黄疸。

## 治病养生方

**1 急性肾炎**：鲜白茅根40克，一枝黄花30克，白花蛇舌草30克，葫芦壳15克。水煎，去渣，温服。每日1剂。

**2 病毒性肝炎**：白茅根60克。水煎2次，药液混合，分2次服，每日1剂。

**3 肺热引起的鼻出血**：鲜白茅根50克，鲜藕片50克，蜂蜜35毫升。将白茅根和藕片一起榨汁，去渣，取汁，调入蜂蜜即可。每日2次。

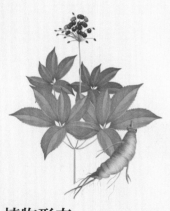

## 植物形态

多年生草本。根茎短，根粗壮肉质，有数条分支根。茎直立，光滑无毛，有细纵条纹。掌状复叶，小叶 3~7 片。总花梗从茎端叶柄中央抽出，伞形花序单生茎顶，花多数，黄绿色。花期 6~8 月，果期 8~10 月。

## 用法用量

研末吞服，1~1.5 克；煎服，3~10 克；外用适量，研末外敷。

## 不宜服用的情况

孕妇慎用。

# 化瘀止血药

化瘀止血药能消散瘀血而止血，适用于因瘀血内阻而血不循经之出血证。

# 三七

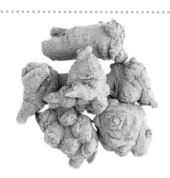

性　　味：性温，味甘、微苦
归　　经：归肝、胃经
药用部位：三七的根

## 功效主治

具有化瘀止血、消肿定痛等功效。主治吐血、咯血、鼻出血、便血、崩漏、产后血晕、恶露不下、跌扑瘀血、外伤出血、痈肿疼痛。

三七粉 2 克，砂仁 5 克，藕粉 30 克，白糖适量。冲泡，不拘时服，能理气和胃。

## 治病养生方

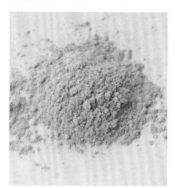

**1 慢性肝炎：** 三七粉 1 克，灵芝粉 1 克，生晒参粉 1 克。开水冲服，早中晚分服，1 个月为 1 个疗程。

**2 冠心病心绞痛：** 三七粉 1 克，红参粉 1 克，元胡粉 1 克。温水或黄酒冲服，每日 3 次。

# 蒲黄

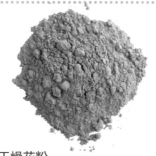

性　　味：性平，味甘
归　　经：归肝、心包经
药用部位：东方香蒲或同属植物的干燥花粉

## 功效主治

具有止血化瘀、利尿的功效。主治经闭腹痛、产后瘀痛、痛经、跌打肿痛。炒黑能止吐血、鼻出血、崩漏、血淋、尿血、血痢、带下；外用能治口疮、耳中出血、阴下瘙痒。

 脑血栓后遗症可用生蒲黄、五灵脂（醋制），按1:1制成散剂，每日20克，分3次服。

## 治病养生方

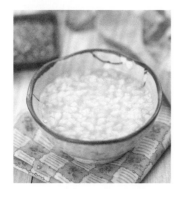

**1 便血不止：**蒲黄（微炒）100克，郁金150克。将以上2味中药研成细末。每服5克，粟米汤调下，晚餐前空腹服用。

**2 女性月经过多：**蒲黄150克，龙骨125克，艾叶50克。将以上3味中药研成细末，炼蜜和丸，如梧桐子大。每服20丸，米汤送服。每日1次。

**3 咯血，吐血，鼻出血，崩漏，便血，尿血：**将生蒲黄10克装入纱布袋中扎紧，水煎，去渣取汁。加水及大米50克煮粥，待粥熟时调入白糖，再煮2沸即可。每日1剂，连续3~5天。

## 植物形态

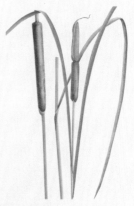

多年生草本。地下根状茎粗壮，有节。叶线形，基部鞘状，抱茎，具白色膜质边缘。穗状花序圆锥状，雄花序与雌花序彼此连接，雄花序在上，较细，雄花无花被，花粉粒单生；雌花序在下，雌花无小苞片，有多数基生的白色长毛，毛与柱头近相等，子房长圆形，有柄，柱头匙形，不育雌蕊棒状。花期5~6月，果期7~8月。

## 用法用量

宜入纱布袋煎，3~10克；外用适量，研末调敷。止血多炒用，化瘀、利尿多生用。

## 不宜服用的情况

劳伤发热、阴虚内热、无瘀血者禁用。孕妇慎用。

# 收敛止血药

收敛止血药主要用于各种出血证而内无瘀滞、外无实邪者。

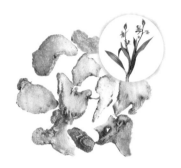

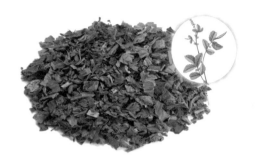

# 白及

性　　味：性寒，味苦、甘、涩
归　　经：归肺、胃、肝经
药用部位：白及的干燥块茎
用法用量：煎服，3~10克
注意事项：不能与乌头类药物共用

## 功效主治

具有收敛止血、消肿生肌的功效。主治肺伤咯血、吐血、鼻出血、便血、外伤出血、痈疮肿毒、溃疡疼痛、烫灼伤、手足皲裂。

## 治病养生方

**滋阴补肺**：冬虫夏草3克，白及10克，大米50克。将前2味中药研成细末。大米加水煮成稀粥，米近熟时加入药末，煮至米熟粥稠。

# 仙鹤草

性　　味：性平，味苦、涩
归　　经：归心、肝经
药用部位：龙牙草的地上全草
用法用量：煎汤，10~15克；外用适量，捣敷或熬膏涂敷
注意事项：体内有蛔虫者驱虫后再用

## 功效主治

具有收敛止血、止痢、截疟、补虚功效。主治各种出血证如咯血、吐血、尿血、便血，赤白痢疾、崩漏带下、劳伤脱力、痈肿、跌打、创伤出血。

## 治病养生方

**1止血**：仙鹤草、白茅根、小蓟各适量。将以上3味中药研成细末，撒在出血处即可。

**2口腔溃疡**：仙鹤草根30克。水煎，去渣，取汁，漱口，每日2次。

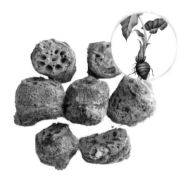

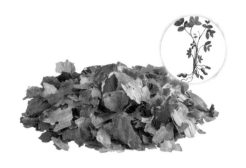

# 藕节

性　　味：性平，味甘、涩
归　　经：归肝、肺、胃经
药用部位：莲的干燥根茎节部
用法用量：煎服，干品 10~15 克；鲜
　　　　　品 30~60 克，捣汁服用
注意事项：脾胃虚寒者慎用

## 功效主治

具有收敛止血的功效。用于体内有瘀血时引起的出血症状，如呕血、咯血、鼻出血、尿血、血痢、血崩等。生藕节凉血止血，藕节炭止血效果更好。

## 治病养生方

**1** **急性咽喉炎**：鲜藕节适量。洗净，切片，放入盐，放入冰箱储存 2 周以上备用。取藕节，以开水洗后含服，每日 2 次，每次 1~2 片。

**2** **鼻息肉**：藕节 15 克，白矾 15 克，乌梅肉 30 克，冰片 3 克。将以上 4 味中药研末。每次取适量，吹入患侧鼻孔中。

**3** **凉血止血，发热、烦渴**：鲜藕节适量。捣汁，频饮。

# 花生衣

性　　味：性平，味甘、微苦、涩
归　　经：归肺、脾、肝经
药用部位：落花生的种皮
用法用量：煎服，3~12 克
注意事项：血液黏稠度偏高者不宜多食

## 功效主治

具有养血止血、消肿的功效。主治血友病、类血友病，原发性及继发性血小板减少性紫癜，肝病出血症，术后出血，癌肿出血，胃、肠、肺、子宫等出血证。

## 治病养生方

**1** **水肿**：花生衣 10 克，红糖 10 克。水煎，连服 7 日。

**2** **慢性肾炎**：花生衣 40 克，大枣 40 克。水煎，代茶饮。

**3** **清热解毒、利湿、凉血止血**：花生衣 15 克，白茅根 30 克，马鞭草 10 克。加水煎煮，去渣，取汁，代茶饮，不拘时候。

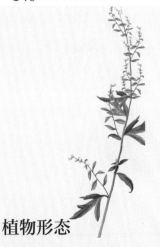

# 温经止血药

温经止血药能温内脏，固冲脉而统摄血液，适用于脾不统血，冲脉失调之虚寒性出血证。

## 植物形态

多年生草本。单叶互生。花序总状，顶生，由多数头状花序集合而成，两性花与雌花等长，花冠筒状，红色。花期7~10月，果期9~11月。

## 用法用量

煎汤，3~10克。外用适量，捣茸作炷或制成艾条熏灸，也可捣敷、煎水熏洗或炒热温熨。

## 不宜服用的情况

阴虚血热者慎用。

# 艾叶

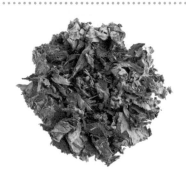

性　　味：性温，味辛、苦
归　　经：入脾、肝、肾经
药用部位：艾的干燥叶

## 功效主治

具有温经止血、散寒调经、安胎的功效。主治虚寒性出血病证、月经不调、痛经等，尤其适用于妇科崩漏。

艾叶、生姜、红糖各适量。用开水冲泡15~20分钟，代茶饮。适合体寒的痛经患者，每次月经前连续饮用。

## 治病养生方

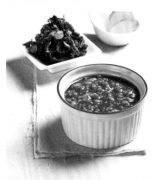

**1** 月经不调：艾叶15克，老母鸡1只。将老母鸡切块，同艾叶一起熬汤。

**2** 养血、安胎：阿胶15克，龙骨15克，艾叶6克，糯米50克。龙骨、艾叶水煎取汁，加入糯米煮粥，粥将熟时，放入捣碎的阿胶搅匀令烊化。

# 炮姜

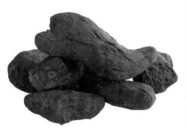

性　　味：性温，味苦、涩
归　　经：归脾、肝经
药用部位：姜的干燥根茎的炮制品

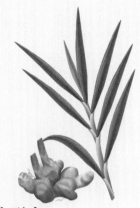

## 功效主治

具有温经止血、温中止痛的功效。可以用于治疗各种脾胃虚寒、脾不统血所致的出血病证，如吐血、便血、血痢、崩漏下血及腹痛、腹泻等。

炮姜适量。将炮姜研成细末，米汤送服。每日2次。可以辅助治疗血痢不止。

## 治病养生方

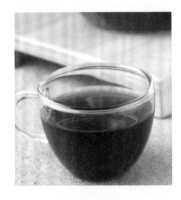

**1 虚寒性吐血，便血：** 炮姜3克，人参3克，黄芪3克，附子3克。水煎，去渣，取汁，温服。

**2 肝胀，胁下满痛：** 炮姜1.5克，木香1.5克，青皮4.5克，柴胡3克，乌药3克，陈皮3克，延胡索3克，蒺藜12克，郁金6克，花椒子24粒。水煎，去渣，取汁。每日1剂。

**3 温中健脾，散寒利湿：** 炮姜6克，白术15克，茴香、花椒各少许，大米50克。以上药材装在纱布包里，先水煎20分钟，然后下大米煮粥。

## 植物形态

多年生草本。根茎肥厚，断面黄白色，有浓厚的辛辣气味。叶互生，叶片披针形至线状披针形。花葶自根茎中抽出，穗状花序椭圆形，花冠黄绿色。花期8月，果期9~10月。

## 用法用量

煎服，3~6克。

## 不宜服用的情况

孕妇及阴虚有热者禁用。

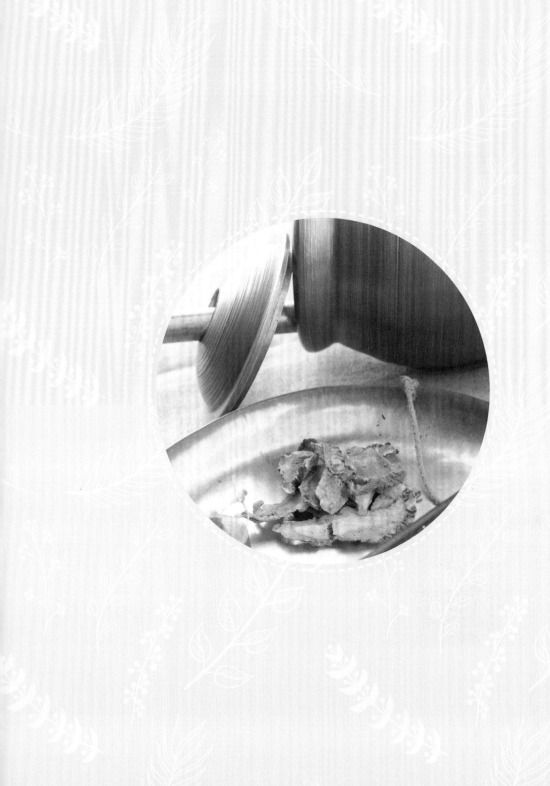

# 第十三章
# 活血化瘀类中药

　　活血化瘀药是指以通利血脉，促进血液，消散瘀血为主要功效，用于治疗瘀血病证的药物。根据药性和作用的不同，可以分为活血止痛药、活血调经药、活血疗伤药和破血消癥药。

# 活血止痛药

这类活血化瘀中药具有活血止痛的功效,主要用来缓解瘀血所致疼痛。

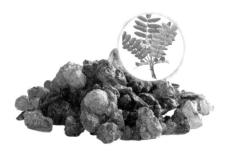

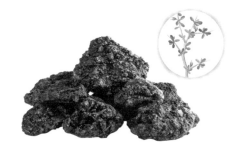

# 乳香

性　　味:性温,味辛、苦

归　　经:归心、肝、脾经

药用部位:乳香树树干渗出的油胶树脂

用法用量:煎服,3~10克;宜炒去油用,
外用适量

注意事项:胃弱者、孕妇及无瘀滞者忌用

## 功效主治

具有行气活血、止痛消肿生肌的功效。主治气滞血瘀痛证如心腹疼痛、痈疮肿毒、跌打损伤以及痛经、产后瘀血刺痛。

## 治病养生方

**1 跌打损伤:** 乳香7.5克,没药7.5克,当归尾15克,红花15克,桃仁15克。水煎,去渣,取汁,温服。

**2 疮痈疼痛:** 乳香10克,没药10克,寒水石20克,滑石20克,冰片0.5克。将以上5味中药研成细末,涂抹患处。

# 没药

性　　味:性平,味辛、苦

归　　经:归心、肝、脾经

药用部位:没药树树干渗出的油胶树脂

用法用量:煎服,3~10克。外用适量

注意事项:胃弱者慎用。孕妇及无瘀滞者忌用

## 功效主治

具有活血止痛、消肿生肌的功效。可以用于治疗跌打损伤、瘀滞肿痛、金疮、闭经、痈疽肿痛、痔漏等。

## 治病养生方

**1 心腹疼痛:** 没药9克,乳香9克,炙穿山甲15克,木鳖子12克。将以上4味中药研末,每服3克,酒煎温服。

**2 耳底有脓:** 海浮石30克,没药3克,麝香1克。将以上3味中药研成细末。每次取1克,吹入耳中。

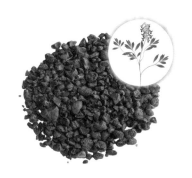
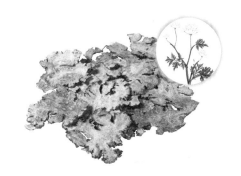

# 延胡索

| | |
|---|---|
| **性　　味**：性温，味辛、苦 | |
| **归　　经**：归心、肝、脾经 | |
| **药用部位**：延胡索的干燥块根 | |
| **用法用量**：煎服，3~10克；研粉吞服，1~3克 | |
| **注意事项**：孕妇忌用 | |

## 功效主治

具有活血散瘀、行气止痛的功效。主治胸痹心痛、脘腹诸痛、腰痛、月经不调、崩中、产后血晕、恶露不尽、跌打损伤等。

## 治病养生方

**1** **产后瘀血**：延胡索3克，当归3克，白芍3克，厚朴3克，莪术3克，川楝子3克，荆三棱3克，槟榔3克，木香3克，川芎3.6克，桔梗3.6克，黄芩2.4克，炙甘草2.1克。水煎，去渣，取汁，温服。

**2** **小便尿血**：延胡索30克，朴硝21克。将以上2味中药研成细末，每服12克，水煎，去渣，取汁，温服。

# 川芎

| | |
|---|---|
| **性　　味**：性温，味辛 | |
| **归　　经**：归肝、胆、心包经 | |
| **药用部位**：川芎的干燥根茎 | |
| **用法用量**：煎服，3~10克 | |
| **注意事项**：阴虚火旺、月经过多、有出血性疾病者、孕妇慎用 | |

## 功效主治

具有活血行气、祛风止痛的功效。可以用于治疗头痛眩晕、胸胁疼痛、月经不调、闭经、痛经、产后瘀滞疼痛、风寒湿痹等。

## 治病养生方

**1** **血瘀型头痛**：川芎6克，红花3克，绿茶适量。水煎当茶饮。

**2** **气虚血瘀型冠心病**：川芎5克，丹参5克，五加皮10克。水煎，当茶饮。

**3** **补肝益肾**：将川芎6克，丹参12克，鸡蛋2个加清水同煮，鸡蛋熟后去壳再煮片刻。

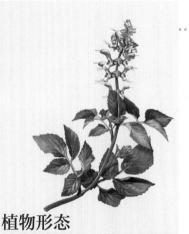

## 植物形态

多年生草本，全株密被黄白色柔毛及腺毛。根细长，圆柱形；茎直立，方形，表面有浅槽。奇数羽状复叶，对生，有柄；小叶3~5枚，顶端小叶最大，叶柄亦最长。总状花序，小花轮生，每轮有花3~10朵；花萼带紫色，长钟状。花期5~8月，果期8~9月。

## 用法用量

煎服，5~15克。活血化瘀宜酒炙。

## 不宜服用的情况

孕妇慎用。不与藜芦共用。

# 活血调经药

　　活血调经药具有调畅血脉、通经止痛的功效。主要用于治疗血行不畅所致的闭经、产后瘀滞、腹痛、痛经等。

# 丹参

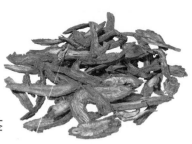

性　　味：性微寒，味苦
归　　经：归心包、心、肝经
药用部位：丹参的干燥根及根茎

## 功效主治

具有活血调经、祛瘀止痛、凉血消痈、除烦安神的功效。主治瘀血所致的月经不调、闭经、痛经、产后瘀痛，以及心绞痛、骨节疼痛、惊悸不眠、疮疡痈肿等。

丹参10克，三七5克，生晒参5克。水煎，去渣，取汁，代茶饮，不拘时候。能益气活血。

## 治病养生方

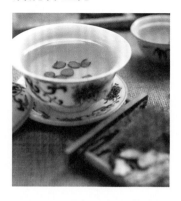

**1** **贫血**：丹参10克，黄精10克，绿茶5克。以上3味中药研成粗末，用沸水冲泡，加盖闷10分钟，每日1剂。

**2** **血瘀型月经不调**：丹参30克，白酒500毫升。丹参切片，放入纱布袋，扎口，放酒罐中，倒入白酒，盖好盖，浸泡15天后服用。

# 益母草

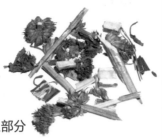

性　　味：性微寒，味苦、辛
归　　经：归心、肝、膀胱经
药用部位：益母草新鲜或干燥地上部分

## 功效主治

具有活血调经、利水消肿、清热解毒的功效。能治疗月经不调、痛经、闭经、经行不畅、产后恶露不尽、尿少、水肿、胎漏难产、包衣不下、产后血晕、瘀血腹痛、崩中漏下等，还可治疗跌打损伤、疮痈肿毒。

 鸡蛋 2 个和益母草 30 克放入锅中，用水煮 15 分钟。可以辅助治疗气血瘀滞引起的痛经，月经不调。

## 治病养生方

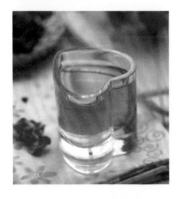

**1 气血两虚型痛经**：益母草 12 克，香附 12 克，丹参 15 克，白芍 10 克。水煎，去渣，取汁，代茶饮，行经前 3~5 天开始服用，每日 1 剂，早晚各 1 次。

**2 肾炎**：益母草 30 克。水煎，去渣，取汁，分 3 次，温服。

**3 咳嗽**：罗汉果 15 克，益母草 10 克。水煎，去渣，取汁，温服。

**4 活血调经**：芹菜 100 克切段，益母草 30 克，鸡蛋 2 个，一起放入锅中加水煎煮，熟后加盐调味即可。

## 植物形态

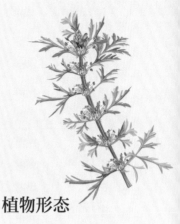

一年生或二年生草本。茎直立，方形，单一或分枝，被微毛。叶对生，叶形多种，一年根生叶有长柄，叶片略呈圆形；最上部的叶不分裂，线形，近无柄，上面绿色，下面浅绿色。花多数，生于叶腋，呈轮伞状；苞片针刺状，花萼钟形，花冠唇形，淡红色或紫红色。花期 6~8 月，果期 7~9 月。

## 用法用量

煎服，10~30 克；也可熬膏、入丸；外用捣敷或煎汤外洗。

## 不宜服用的情况

阴虚血少、血虚无瘀者及孕妇忌用。

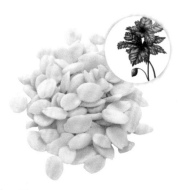
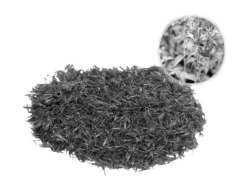

# 桃仁

| | | |
|---|---|---|
| **性　　味**： | 性平，味甘、苦，有小毒 |
| **归　　经**： | 归心、肝、大肠经 |
| **药用部位**： | 桃的干燥成熟种子 |
| **用法用量**： | 煎服，5~10克，亦可捣碎用 |
| **注意事项**： | 孕妇忌用，便溏者慎用 |

## 功效主治

具有活血祛瘀、润肠通便、止咳平喘的功效。主治气滞血瘀引起的闭经、痛经、热病蓄血、风痹、疟疾、跌打损伤、瘀血肿痛、肠燥便秘、肠痈、咳嗽气喘等。

## 治病养生方

**1** **闭经，五心烦热**：桃仁5克，红花5克，当归5克，牛膝5克。将以上4味中药研成细末。每服9克，饭前温酒送服。

**2** **产后恶露不净**：桃仁9克，当归9克，赤芍4.5克，桂心4.5克，白糖适量。水煎，去渣，取汁，温服。

# 红花

| | | |
|---|---|---|
| **性　　味**： | 性温，味辛 |
| **归　　经**： | 归心、肝经 |
| **药用部位**： | 红花的管状花冠 |
| **用法用量**： | 煎服，3~10克；外用适量 |
| **注意事项**： | 活血作用强，有出血性疾病患者、孕妇忌用 |

## 功效主治

具有活血通经、祛瘀止痛的功效。主治血滞闭经、痛经、难产、产后恶露不行、瘀血作痛、痈肿、跌打损伤、胸痹心痛、血瘀腹痛、胁痛等。

## 治病养生方

**1** **妇女经期超前，血多有块，色紫黏稠，腹痛**：红花6克，桃仁9克，白芍9克，当归9克，熟地黄12克。水煎，去渣，取汁，温服。

**2** **痛经**：红花9克，当归9克，生地黄9克，牛膝9克，桃仁12克，枳壳6克，赤芍6克，甘草6克，柴胡3克，桔梗4.5克，川芎4.5克。水煎，去渣，取汁，温服。

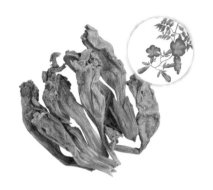
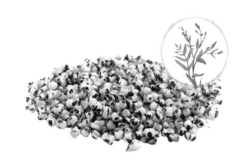

# 凌霄花

| | |
|---|---|
| **性　　味**： | 性微寒，味辛 |
| **归　　经**： | 归肝、心包经 |
| **药用部位**： | 凌霄的干燥花 |
| **用法用量**： | 煎服，3~10克。外用适量 |
| **注意事项**： | 孕妇忌用 |

## 功效主治

具有破瘀通经、凉血祛风的功效。主治血瘀经闭、血热风痒、风疹、皮肤瘙痒、痤疮、酒糟鼻及血热便血、崩漏。

## 治病养生方

**1 血瘀经闭**：凌霄花15克，当归15克，陈皮15克，大麦蘗0.3克，大黄0.3克，没药0.3克，桂皮0.3克，川芎0.3克。将以上8味中药研成细末。每服3克，饭前温酒送服。

**2 血热风盛的周身痒症**：凌霄花9克，当归尾9克，防风9克，荆芥9克，生地黄30克，赤芍10克，白鲜皮10克，甘草6克。水煎，去渣，取汁，温服。每日1剂。

# 王不留行

| | |
|---|---|
| **性　　味**： | 性平，味苦 |
| **归　　经**： | 归肝、胃经 |
| **药用部位**： | 麦蓝菜的干燥成熟种子 |
| **用法用量**： | 煎服，5~10克；外用适量 |
| **注意事项**： | 孕妇及月经过多者忌用 |

## 功效主治

具有活血通经、下乳消痈、利尿通淋的功效，主治瘀血经闭、痛经、难产、产后乳汁不下、痈肿、热淋、血淋等。

## 治病养生方

**1 虚劳小肠热，小便淋漓**：王不留行30克，生地黄30克，滑石30克，黄芩15克，榆白皮1克，赤芍1克，当归1克，木通1克。将以上8味中药研成细末，每服6克，饭前米汤送服。

**2 通乳**：猪蹄1只处理干净，切块，放入砂锅中，加入王不留行15克，通草6克，适量生姜及水，大火烧开后，小火炖煮2小时，除去药渣，加盐调味。喝汤，食猪蹄。

# 活血疗伤药

活血疗伤药善于活血化瘀，消肿止痛，续筋接骨，止血生肌敛疮。所以适用于跌打损伤瘀肿疼痛，骨折筋损，金疮出血等疾病。

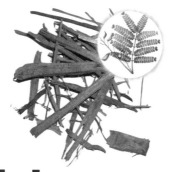
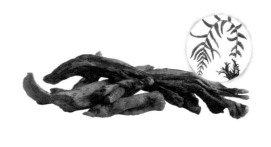

# 苏木

| | |
|---|---|
| 性　　味： | 性平，味甘、咸、辛 |
| 归　　经： | 归心、肝经 |
| 药用部位： | 苏木的干燥心材 |
| 用法用量： | 煎服，3~10克；外用适量，研末撒敷 |
| 注意事项： | 月经过多者和孕妇忌用 |

## 功效主治

具有活血疗伤、祛瘀通经的功效。主治妇女经闭、产后瘀滞腹痛、喘急、痢疾、痈肿、跌打损伤、破伤风等。

## 治病养生方

**1 血滞经闭：** 苏木60克，硇砂15克，川大黄30克。先煎苏木，去渣取汁，入硇砂和川大黄，同熬成膏。每日服5克。

**2 破伤风：** 苏木适量，研成细末。每服9克，温酒送服。

# 骨碎补

| | |
|---|---|
| 性　　味： | 性温，味苦 |
| 归　　经： | 归肝、肾经 |
| 用药部位： | 槲蕨的根茎 |
| 用法用量： | 煎服，10~15克；外用适量 |
| 注意事项： | 阴虚火旺、血虚风燥者慎用 |

## 功效主治

具有活血续伤、补肾强骨的功效。主治肾虚久泻及腰痛、耳鸣耳聋、牙痛、风湿痹痛、跌打损伤、斑秃、白癜风等。

## 治病养生方

**筋骨损伤：** 骨碎补25克，自然铜25克，虎胫骨25克，败龟25克，没药50克。将以上5味中药研成细末。每服5克，以核桃仁半个，一起嚼烂，温酒送服，每日3次。

# 破血消症药

破血消症药具有破血逐瘀的功效，主要治疗因长期血瘀形成的症积包块的病症。

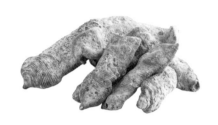

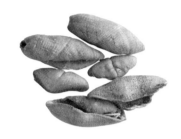

# 水蛭

**性　　味**：性平，味咸、苦，有小毒
**归　　经**：归肝经
**药用部位**：蚂蟥、水蛭的干燥体
**用法用量**：煎服，1.5~3克；研末吞服，
　　　　　　0.3~0.5克
**注意事项**：孕妇及月经过多者忌用

## 功效主治

具有破血通经、逐瘀消症的功效。主治血瘀经闭、症瘕积聚、跌打损伤、心腹疼痛等。

## 治病养生方

**妇女血瘀经闭**：水蛭3克，虻虫5克，桃仁15克，大黄9克。将以上4味中药研成细末，水煎，去渣，取汁，温服。

# 穿山甲

**性　　味**：性微寒，味咸
**归　　经**：归肝、胃经
**药用部位**：穿山甲的鳞甲
**用法用量**：煎服，3~10克；研末吞服，
　　　　　　1~1.5克；外用适量
**注意事项**：孕妇慎用。痈肿已溃者忌用

## 功效主治

具有活血消症、通经下乳、消肿排脓的功效。主治症瘕、经闭、痈疽疮毒、风湿痹痛、中风瘫痪、月经不调、产后乳汁不下。外用止血。

## 治病养生方

**消肿排脓**：蜂房30克，穿山甲3克，蛇蜕3克，油发3克。以上中药研成细末。每服6克，入乳香末1.5克，温水服用。

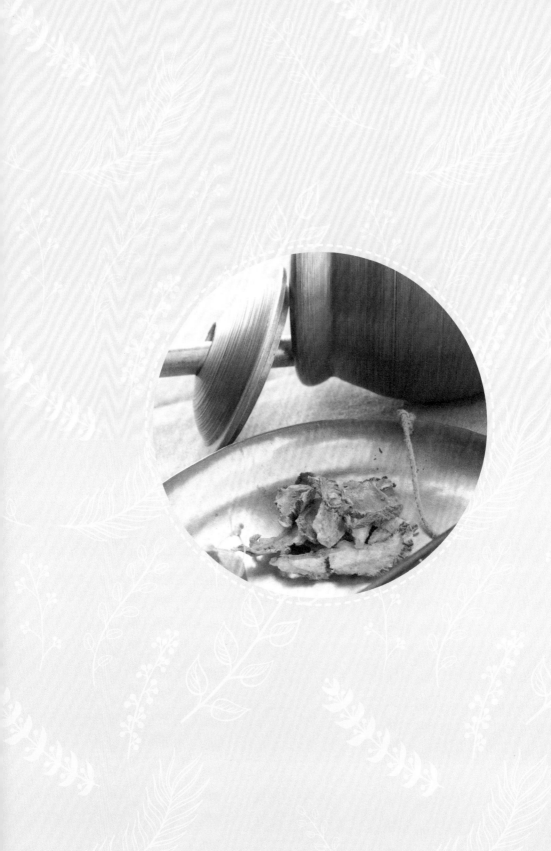

# 第十四章

# 化痰止咳平喘类中药

　　凡能化除痰涎、制止咳嗽、平定气喘的药物，称为化痰止咳平喘药。痰涎与咳嗽、气喘有一定的关系，一般咳喘多夹痰，而痰多亦致咳喘。但其中有的药物以化痰为主要功效，或虽属化痰而并不用于咳嗽气喘；有的则以止咳平喘为主要功效，或虽属止咳平喘却无化痰作用。化痰药不仅用于因痰饮起的咳嗽、气喘，还可用于瘰疬、瘿瘤、癫痫、惊厥等症。

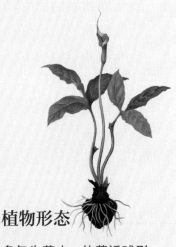

## 植物形态

多年生草本，块茎近球形。叶出自块茎顶端，在叶柄下部内侧生一白色珠芽；一年生的叶为单叶，卵状心形；两三年后，叶为三小叶的复叶。肉穗花序顶生；佛焰苞绿色，花单性，无花被；檐部长圆形，绿色，有时边缘青紫色。花期6~7月，果期8~9月。

## 用法用量

煎服，3~10克，一般宜炮制后用。外用适量。

## 不宜服用的情况

阴虚燥咳、津伤口渴、出血症及热痰燥痰者忌用。不宜与乌头共用。

# 温化寒痰药

温化寒痰药多属温性，适用于寒痰、湿痰的症候，如咳嗽气喘、痰多稀薄，以及肢节酸痛，阴疽流注等病症。为了加强疗效，此类药物常与温散寒湿的药物同用。

# 半夏

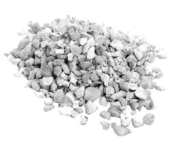

性　　味：性温，味辛，有毒
归　　经：归脾、胃、肺经
药用部位：半夏的块茎

## 功效主治

具有燥湿化痰、降逆止呕、消痞散结的功效。主治湿痰寒痰证、呕吐反胃、咳喘痰多、结胸、梅核气。清半夏长于燥湿化痰，姜半夏长于降逆止呕，法半夏长于燥湿。外用消肿止痛。

半夏6克，山药30克，大米60克，白糖适量。山药研末；先煮半夏取汁200毫升，去渣；加入大米煮至米烂，加入山药末，再煮至沸，酌加白糖拌匀即可。空腹食用，能降逆止呕。

## 治病养生方

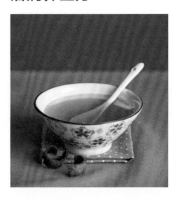

**1** **胃炎**：醋制半夏60克，山药10克，鸡内金10克，浙贝母40克。将以上4味中药研末。每服3克，每日3次，温水送服。

**2** **健脾祛湿**：半夏15克，薏苡仁50克，百合10克。水煎30分钟即可。

# 天南星

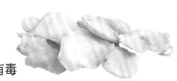

性　　味：性温，味辛、苦，有毒
归　　经：归肺、肝、脾经
药用部位：一把伞南星的块茎

## 功效主治

具有燥湿化痰、祛风解痉、散结消肿的功效。主治湿痰阻肺、风痰眩晕、中风、癫痫、惊风、喉痹、破伤风、痈疽肿痛、蛇虫咬伤等。

天南星、雄黄、醋各适量。天南星和雄黄研成细末，用醋搅拌均匀，敷于患处，可治毒蛇咬伤。

## 治病养生方

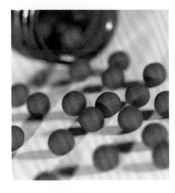

饭后，姜汤送服。

**2** 寒痰咳嗽，面色黧黑，小便急痛：天南星30克，半夏30克，肉桂30克。将以上3味中药研成细末，蒸饼为丸，如梧桐子大。每服30丸，饭后，姜汤送服。

**1** 热痰咳嗽，烦热，心痛，唇口干燥：天南星30克，半夏30克，黄芩30克。将以上3味中药研成细末，姜汁浸泡后，蒸饼为丸，如梧桐子大。每服50丸，

**3** 痈疽肿结：天南星30克，草乌头15克，白芷15克，木鳖子1个。将以上4味中药研成细末，分成2份，用蜂蜜和醋搅拌均匀，敷贴于患处。每日1贴。

## 植物形态

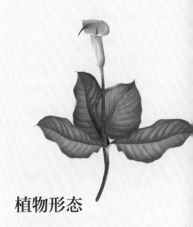

多年生草本。块茎扁球形，外皮黄色。鳞叶绿白色，有紫褐色斑纹。叶1片，叶片放射状分裂，裂片7~15枚，无柄，披针形。花单性，雌雄异株，无花被；佛焰苞绿色、淡紫色或深紫色，背面有白色条纹，基部圆筒状。花期5~7月，果期8~9月。

## 用法用量

煎服，3~10克，多炙用。外用适量。

## 不宜服用的情况

阴虚燥痰者及孕妇忌用。

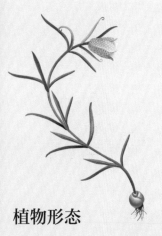

## 植物形态

多年生草本，鳞茎圆锥形或近球形。茎直立，绿色或微带褐紫色。叶片着生在茎上部 1/3 或 1/5 处，通常下端对生，上端 3 叶轮生，少为互生。花单生于茎顶，下垂，钟状；花被 6 片，菱状椭圆形，黄绿色。花期 6 月，果期 8 月。

## 用法用量

煎服，每次 3~10 克；研末冲服，每次 1~2 克。

## 不宜服用的情况

脾胃虚寒及有痰湿者不宜用。
不宜与乌头共用。

# 清热化痰药

清化热痰药物多属寒性，适用于痰热郁肺，咳嗽痰多而稠黏，以及由于痰热而致的癫痫惊厥、瘰疬等症。运用这类药物治疗癫痫、惊厥等并见痰涎壅盛的热症，需配清热、镇痉的药物同用。

# 川贝母

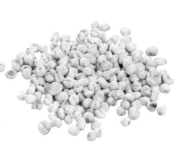

性　　味：性微寒，味苦、甘
归　　经：归肺、心经
药用部位：卷叶贝母的干燥鳞茎

## 功效主治

具有清热化痰、润肺止咳、散结消肿的功效。能治虚劳咳嗽、肺热燥咳、心胸郁结、瘿瘤、瘰疬、喉痹、乳痈、肠痈。

黄瓜 2 根切成长条，放入锅内水煮 10 分钟，再下入川贝母 10 克煮熟，出锅时加蜂蜜拌匀，能化痰止咳。

## 治病养生方

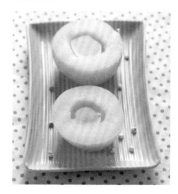

**1** 燥火型咳嗽：茯苓 15 克，川贝母 10 克，梨 1 个去蒂，切成两半。茯苓、川贝母中火水煎至熟，再加入梨、蜂蜜、冰糖煮至梨熟即可。

**2** 治口腔溃疡：川贝母 6 克，白及 3 克。研末，用冷开水送服，每次 4 克，每日 3 次。

# 桔梗

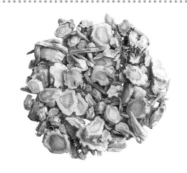
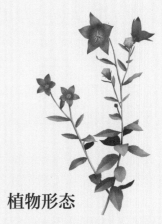

性　　味：性平，味苦、辛
归　　经：归肺经
药用部位：桔梗的根

## 功效主治

具有宣肺、祛痰、利咽、排脓的功效。主治咳嗽痰多、胸闷不畅；咽喉肿痛、失音；肺痈吐脓、胸满胁痛。

桔梗 10 克，贝母 10 克，大米 50 克。同放锅内，加水，大火烧开，再用小火煮 30 分钟加入冰糖碎，拌匀即可。能润肺止咳。

## 治病养生方

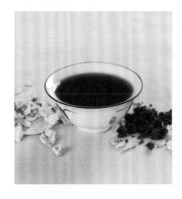

**1 急性咽喉炎**：桔梗 5 克，杭白菊 5 朵，雪梨 1 个，冰糖适量。杭白菊、桔梗加水烧开，转小火再煮 10 分钟，取汁，加入冰糖和雪梨丁拌匀即可。

**2 风寒型咳嗽**：桔梗 15 克，生姜 15 克，杏仁 15 克，葱段适量。加清水煮 20 分钟后，下葱段再煮一会儿，加糖饮用，每次适量。

**3 风热型咳嗽**：桔梗 15 克，枇杷叶 15 克，杏仁 15 克，蜜枣 10 枚，冰糖适量。枇杷叶、蜜枣、杏仁、桔梗用清水洗净，取干净的纱布将枇杷叶包好，与蜜枣、杏仁、桔梗用 3 碗水一起煎煮。先用大火煮开，再用小火慢煮，水煮至 1 碗半左右时，调入冰糖即可。

## 植物形态

多年生草本。植物体内有乳汁，全株光滑无毛。根肉质，圆柱形或有分枝。叶几乎没有叶柄，生于茎中、下部的叶对生或 3~4 片轮生，茎上部的叶有时为互生。花单生于茎顶，或数朵成疏生的总状花序；花冠钟状，蓝紫色。花期 7~9 月，果期 8~10 月。

## 用法用量

煎服，5~10 克；也可入丸、入散。

## 不宜服用的情况

凡气机上逆、呕吐、呛咳、眩晕、阴虚火旺咯血者不宜用。
胃、十二指肠溃疡患者慎用。

# 止咳平喘药

止咳平喘药主要作用是制止咳嗽，下气平喘，适用于咳嗽和气喘的症候。喘咳的症候较为复杂，必须辨证论治，选用相适宜的配伍。止咳平喘药，有宣肺、敛肺、润肺、降气等不同，在应用时还须加以区别。

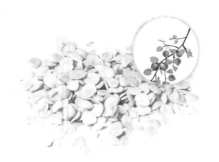
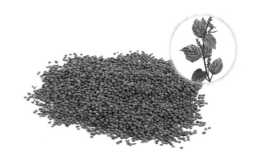

# 苦杏仁

| | |
|---|---|
| 性　　味： | 性微温，味苦，有小毒 |
| 归　　经： | 归肺、大肠经 |
| 药用部位： | 杏或山杏的种仁 |
| 用法用量： | 打碎煎服，3~10克；也可入丸、入散等 |
| 注意事项： | 阴虚劳嗽、大便稀薄者忌用 |

## 功效主治

具有止咳平喘、润肠通便的功效。主治咳嗽气喘、胸满痰多、肠燥便秘等。

## 治病养生方

**1 风热感冒:** 苦杏仁10克，连翘10克，竹叶12克，薄荷3克。水煎，去渣，取汁。每日1剂。

**2 肺结核:** 苦杏仁120克，百部100克，白及60克。将以上3味中药研成细末。每服3克，每日3次，温水冲服。

# 紫苏子

| | |
|---|---|
| 性　　味： | 性温，味辛 |
| 归　　经： | 归大肠、肺经 |
| 药用部位： | 紫苏的干燥成熟果实 |
| 用法用量： | 煎服，5~10克 |
| 注意事项： | 脾虚大便稀薄、腹泻、气虚者忌用。阴虚喘咳者慎用 |

## 功效主治

具有降气化痰、止咳平喘、润肠通便的功效。主治咳嗽痰多、肠燥便秘。

## 治病养生方

**1 风热感冒:** 紫苏子10克，荆芥10克，大青叶30克，四季青30克，鸭跖草30克。水煎，去渣，取汁，温服。

**2 防治感冒:** 紫苏子6克(布包)水煎取汁备用。大米50克另加水煮粥，粥熟时加入紫苏子汁和红糖即成。

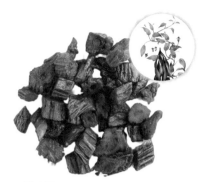

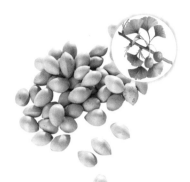

# 百部

性　　味：性微温，味甘、苦
归　　经：归肺经
药用部位：蔓生百部或对叶百部的干燥
　　　　　块根
用法用量：煎剂，5~15克，外用适量
注意事项：肺热者忌用

## 功效主治

具有润肺止咳、杀虫、灭虱的功效。主治咳嗽（风寒咳嗽、久咳不已、百日咳、肺结核、老年咳喘）、蛲虫病、蛔虫病、皮肤疥癣、湿疹。久咳虚咳宜蜜炙用。

## 治病养生方

1 **支气管炎**：百部15克，苦杏仁15克，冰糖20克。水煎，去渣，取汁。每剂煎2次，混合后早、晚服，连服7剂。

2 **小儿肺炎**：百部10克，生姜6克（拍烂）。加适量水煎煮30分钟，去渣，取汁，调入蜂蜜少许。让小儿分次温服。

# 白果

性　　味：性平，味甘、苦、涩，有毒
归　　经：归肺经
药用部位：银杏的干燥成熟种子
用法用量：捣碎煎服，5~10克
注意事项：白果有毒，不可过量食用

## 功效主治

具有敛肺化痰定喘、止带缩尿的功效。主治哮喘、肺热燥咳、带下、白带、白浊、遗精、淋病、尿频、遗尿等。生白果有毒，生食一定去壳、去红软膜、去心；炒白果毒性很小。

## 治病养生方

1 **慢性淋浊，妇女带下**：白果（炒熟去壳）5克，山药5克。将白果和山药研成细末。每日1服，温水送服。

2 **赤白带下，下元虚惫**：白果15克，莲子15克，大米50克，一同研成细末，将细末放入乌鸡腹中，煮烂，除去药渣，喝汤，食鸡肉。

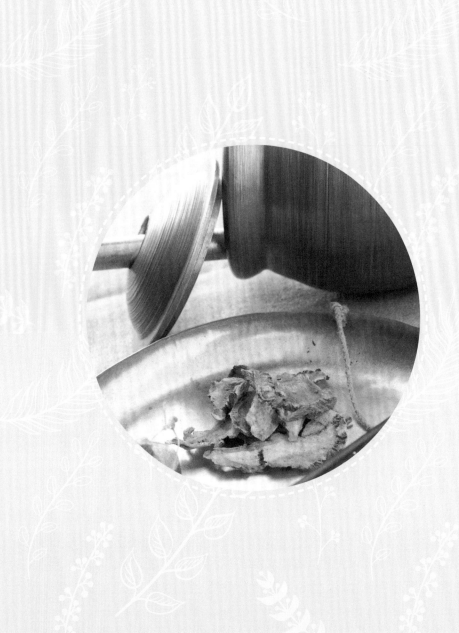

# 第十五章
# 安神类中药

安神药主要用来治疗心神不宁的心悸怔忡，失眠多梦；亦可作为惊风、癫痫、狂妄等病症的辅助药物。部分安神药又可用来治疗热毒疮肿、肝阳眩晕、自汗盗汗、肠燥便秘、痰多咳喘等症。根据临床应用不同，安神药可分为重镇安神药与养心安神药两大类。

# 重镇安神药

重镇安神药多为质地沉重的矿石类物质，多用于心悸失眠、惊痫发狂、烦躁易怒等阳气躁动、心神不安的实证。

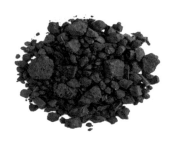

# 朱砂

**性　味：**性微寒，味甘，有毒
**归　经：**归心经
**药用部位：**硫化物类矿物辰砂族辰砂
**用法用量：**内服，每次 0.1~0.5 克；外用适量
**注意事项：**孕妇、肝肾病患者忌用

## 功效主治

具有清心镇惊、安神解毒的功效。主治心神不宁、烦躁不眠、惊厥、惊悸、眩晕、疮疡肿毒、疥癣、口舌生疮。

## 治病养生方

**1 心悸怔忡：**朱砂 10 克，生地黄 15 克，当归 15 克，甘草 15 克，黄连 45 克。将以上中药研细末，米糊为丸。每服 2 克。

**2 痈肿疮疡：**朱砂 3 克，雄黄 6 克。将以上 2 味中药研末，涂抹于患处。

# 磁石

**性　味：**性寒，味咸
**归　经：**归心、肝、肾经
**药用部位：**氧化物类矿物尖晶石族磁铁矿
**用法用量：**煎服，9~30 克；或入丸、入散，每次 1~3 克
**注意事项：**脾胃虚弱者忌用

## 功效主治

具有镇惊安神、纳气平喘、平肝潜阳、聪耳明目的功效。主治头晕目眩、耳聋、耳鸣、虚喘惊痫、怔忡、痈疮肿毒、创伤出血等。

## 治病养生方

**补肝肾虚：**磁石 30 克，石菖蒲 10 克，川乌 10 克，巴戟 10 克，黄芪 10 克，肉苁蓉 10 克，玄参 10 克。将以上 7 味中药研成细末，炼蜜为丸，如梧桐子大。每服 20 丸。

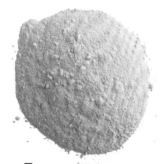

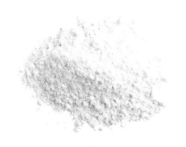

# 琥珀

| | |
|---|---|
| 性　　味： | 性平，味甘 |
| 归　　经： | 归心、肝、膀胱经 |
| 药用部位： | 某些松科植物的树脂，埋于地层年久而成的化石样物质 |
| 用法用量： | 每次 1.5~3 克。外用适量 |
| 注意事项： | 阴虚内热及无瘀滞者忌用 |

### 功效主治

具有镇惊安神、散瘀止血、利水通淋的功效。主治心悸失眠、惊风、癫痫、小便不利、尿痛、尿血、血瘀闭经、产后腹痛、跌打损伤、疮痈肿毒等。

### 治病养生方

**血瘀闭经：** 琥珀 30 克，桃仁 30 克，虻虫 15 克，水蛭 15 克，肉桂 90 克，大黄 90 克。琥珀细研，将剩余 5 味中药研成细末，以琥珀膏和丸，如梧桐子大，每服 10 丸。

# 珍珠粉

| | |
|---|---|
| 性　　味： | 性寒，味甘咸 |
| 归　　经： | 归入心、肝经 |
| 药用部位： | 贝类珍珠囊中形成的无核珍珠 |
| 用法用量： | 内服每次 0.3~1 克，多入丸、散，不入汤剂。外用适量，研末，干撒、点眼或吹喉 |
| 注意事项： | 孕妇忌用 |

### 功效主治

具有安神定惊，明目消翳，解毒生肌的功效。主治惊悸失眠，惊风癫痫，目生云翳，疮疡不敛。

### 治病养生方

**1 发斑：** 珍珠粉 1 克，用水调匀，服用。

**2 风热眼中生赤脉，有花翳：** 珍珠母 0.3 克，琥珀 0.3 克，龙脑 0.15 克，朱砂 0.15 克，硼砂 0.5 克。将以上 5 味中药研成细末，用棉签蘸取点于眼中。

# 养心安神药

养心安神药具有养心滋肝的作用，用于心肝血虚、心神失养所致的心悸怔忡、失眠多梦等神志不宁的虚证，并常与补血养心药同用，以增强疗效。

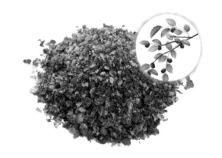 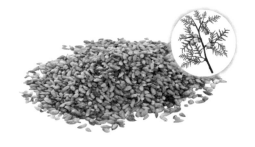

# 酸枣仁

| 性 味： | 性平，味酸、甘 |
|---|---|
| 归 经： | 归心、肝、胆经 |
| 药用部位： | 酸枣的干燥成熟种子 |
| 用法用量： | 煎服，9~15克；研末吞服，1.5~2克 |
| 注意事项： | 有实邪郁火及有滑泄症者慎用 |

## 功效主治

具有养心益肝、安神、敛汗、生津的功效。主治心悸怔忡、虚烦失眠、烦渴虚汗。

## 治病养生方

**1** **心脾两虚型失眠：**酸枣仁15克，苦参30克。将2种中药加水煎煮至留汤15毫升即可。睡前服用，服10天。

**2** **养心安神：**酸枣仁15克，玉竹15克，桂圆15克，茯苓9克，一起放入锅中，水煎取浓汁，去渣。大米50克加水，入药汁，煮为稀粥。

# 柏子仁

| 性 味： | 性平，味甘 |
|---|---|
| 归 经： | 归心、肾、大肠经 |
| 药用部位： | 侧柏的干燥成熟种仁 |
| 用法用量： | 煎服，3~9克 |
| 注意事项： | 便溏及多痰者慎用 |

## 功效主治

具有养心安神、润肠通便的功效。主治虚烦失眠、心悸怔忡、遗精、盗汗、便秘。

## 治病养生方

**1** **血虚型便秘：**柏子仁10克，杏仁10克，松子仁10克，火麻仁10克。将以上4味中药捣烂，开水冲泡，当茶饮。

**2** **肝郁化火型失眠：**柏子仁10克，酸枣仁10克，麦冬12克，党参12克，五味子6克。用清水煎煮2次，合并药汁服用。

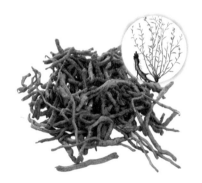

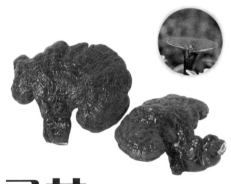

# 远志

| | |
|---|---|
| 性　味 | 性温，味辛、苦 |
| 归　经 | 入心、肾、肺经 |
| 药用部位 | 远志或卵叶远志的根皮 |
| 用法用量 | 煎服，3~9克；外用适量。化痰止咳宜炙用 |
| 注意事项 | 体内有实热、痰火内盛及有胃溃疡、胃炎者慎用 |

# 灵芝

| | |
|---|---|
| 性　味 | 性平，味甘 |
| 归　经 | 归心、肝、肾经 |
| 药用部位 | 真菌赤芝的干燥子实体 |
| 用法用量 | 煎服，6~12克；研末吞服，1.5~3克 |
| 注意事项 | 发热怕冷、鼻塞流涕者忌用 |

## 功效主治

具有安神益智、祛痰开窍、消散痈肿的功效。主治健忘、失眠、惊悸、梦遗、咳嗽痰多、痈疽疮肿、乳房肿痛等。

## 治病养生方

**1** 高血压：远志9克，菊花9克，天麻9克，川芎9克，天竺黄7克，柴胡6克，石菖蒲6克，白僵蚕6克，煎服。

**2** 失眠、健忘：远志150克，石菖蒲150克，茯苓60克。将以上3味中药研成细末，每次3克，空腹用开水冲服，每日早中晚各1次。

## 功效主治

具有补气安神、止咳平喘的功效。主治虚劳咳嗽、气喘、失眠、消化不良、耳聋、痔疮等。

## 治病养生方

**1** 哮喘：灵芝10克，半夏3克，厚朴3克，苏叶6克，茯苓9克。用清水煎煮后加入冰糖，每日服用3次。

**2** 心脾两虚型失眠：灵芝15克，西洋参3克。水煎服，时时饮之。

**3** 痰浊阻滞型高脂血症：灵芝10克，山楂10克，何首乌10克。水煎服，时时饮之。

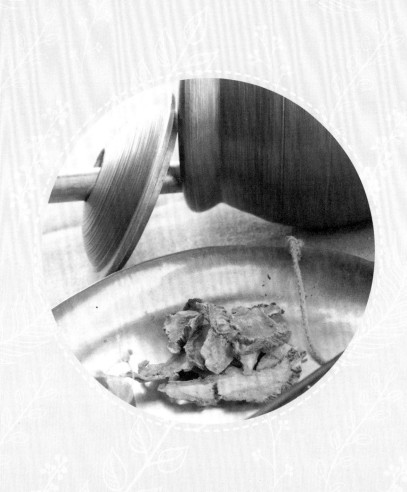

# 第十六章

# 平肝息风类中药

　　平肝息风类中药多为咸寒之品，主入厥阴肝经，有平肝潜阳、缓和或制止肝阳上亢及息风止痉、制止或缓解痉挛抽搐的作用。根据药物作用的不同，平肝息风药主要分为平抑肝阳药和息风止痉药。平肝息风药须针对不同的病因和病情配伍用药。

# 平抑肝阳药

平抑肝阳药主要用于肝阴不足，阴不维阳、肝阳亢逆于上所致的头晕头痛、耳鸣耳聋、烦躁不安以及惊悸癫狂等症。

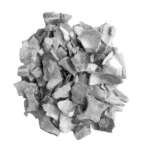

# 石决明

| | |
|---|---|
| 性　　味 | 性寒，味咸 |
| 归　　经 | 归肝经 |
| 药用部位 | 九孔鲍或盘大鲍等的贝壳 |
| 用法用量 | 打碎煎服，3~15克；外用适量 |
| 注意事项 | 脾胃虚寒、食少便溏者慎用 |

## 功效主治

具有平肝潜阳、清肝明目的功效。主治肝阳上亢、头晕目眩；肝火上炎所致的目赤翳障、视物昏花等。

## 治病养生方

**中风半身不遂，筋骨疼痛**：天麻60克，石决明15克（先煎），没药0.9克，玄参、乌头、地榆各30克，麝香0.3克。将前5味中药研成细末，与麝香搅拌均匀，炼蜜为丸，如梧桐子大。每服20丸。

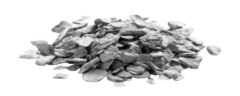

# 牡蛎

| | |
|---|---|
| 性　　味 | 性微寒，味咸 |
| 归　　经 | 归肝、胆、肾经 |
| 药用部位 | 长牡蛎的贝壳 |
| 用法用量 | 打碎煎服，9~30克 |
| 注意事项 | 虚而有寒者忌用 |

## 功效主治

具有重镇安神、潜阳补阴、软坚散结的功效。主治心神不宁、惊悸失眠；肝阳上亢、头晕目眩、瘰疬、自汗、盗汗、遗精、淋浊、崩漏带下等。

## 治病养生方

**头晕目眩**：牡蛎12克，生龟板12克，炙甘草12克，鳖甲12克，白芍18克，干地黄18克，麦冬18克，麻仁6克，五味子6克，阿胶9克，鸡蛋2个。将中药水煎，去渣，取汁。取蛋黄，冲入药汁，搅拌均匀，3次服用。

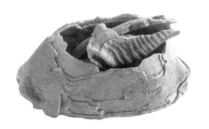

# 紫贝齿

| | |
|---|---|
| 性　　味 | 性平，味咸 |
| 归　　经 | 归肝经 |
| 药用部位 | 蛇首眼球贝、山猫宝贝或绶贝等的贝壳 |
| 用法用量 | 打碎煎服，10~15 克；也可研末入丸、入散等 |
| 注意事项 | 脾胃虚弱者慎用 |

## 功效主治

具有平肝潜阳、镇惊安神、清肝明目的功效。主治肝阳上亢头晕、惊悸失眠、目赤肿痛、热毒目翳、小儿斑疹入目。

## 治病养生方

**1** 惊悸失眠：紫贝齿 10 克，龙骨 10 克，磁石 10 克，酸枣仁 10 克。水煎，去渣，取汁，温服。

**2** 清肝明目，补肾治失眠：女贞子 5 克，紫贝齿 5 克，枸杞子 5 克。水煎，去渣取汁，代茶饮。每天 2 次，连服 7 天。

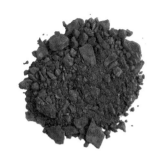

# 赭石

| | |
|---|---|
| 性　　味 | 性寒，味苦 |
| 归　　经 | 归肝、心经 |
| 药用部位 | 赤铁矿 |
| 用法用量 | 打碎煎服，10~30 克；入丸、入散，1~3 克；外用适量 |
| 注意事项 | 孕妇慎用。含砷，不宜长期服用 |

## 功效主治

具有平肝潜阳、重镇降逆、凉血止血的功效。主治肝阳上亢头晕目眩、噫气、呕逆、噎膈反胃、气逆喘息、哮喘、咽喉肿痛、吐血、鼻出血、肠风、痔瘘、崩漏带下等。

## 治病养生方

**1** 赤眼肿闭：代赭石 0.6 克，石膏 0.3 克。将代赭石和石膏研成细末，新汲水搅拌均匀，涂抹于眼周及太阳穴。

**2** 气逆喘息，咽喉肿痛：代赭石适量，醋少许。代赭石研成细末，用醋冲服。

# 息风止痉药

　　息风止痉药作用为平息肝风。主治温热病的高热神昏、惊风抽搐、热极生风，或肝血不足、筋失濡养、虚风内动，或风阳夹痰、风痰上扰、突然昏倒、不省人事、口吐白沫、四肢抽搐的癫痫惊狂，或口眼歪斜的面瘫中风，以及卒中后遗症的半身不遂等证。

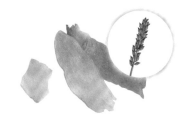

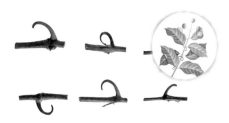

# 天麻

| | |
|---|---|
| **性　　味：** | 性平，味甘 |
| **归　　经：** | 归肝经 |
| **药用部位：** | 天麻的干燥块茎 |
| **用法用量：** | 煎服，3~9克；研末冲服，每次1~1.5克 |
| **注意事项：** | 阴虚、失血及湿热甚者忌用 |

## 功效主治

具有息风止痉、平抑肝阳、祛风通络的功效。主治肝风内动、痉挛抽搐、眩晕眼黑、头痛头风、半身不遂、肢节麻木、风湿痹痛等。

## 治病养生方

**舒筋利节：** 鳝鱼300克处理干净，放入锅中，加入5克天麻和少许生姜一起熬成浓汤，加入适量盐即可。

# 钩藤

| | |
|---|---|
| **性　　味：** | 性凉，味甘 |
| **归　　经：** | 归肝、心包经 |
| **药用部位：** | 大叶钩藤的带钩茎枝 |
| **用法用量：** | 煎服或入散，3~12克 |
| **注意事项：** | 虚者勿用；无火者忌用 |

## 功效主治

具有清热平肝、息风止痉的功效。主治头痛、眩晕、小儿惊痫、小儿夜啼及成人血压偏高、肝火上炎或肝阳上亢之头痛目眩。

## 治病养生方

**小儿惊痫：** 钩藤25克，龙齿50克，石膏1.5克，麦冬1.5克，栀子仁0.5克，黄芩0.15克，川大黄25克。将以上7味中药研成粗末。每服5克，水煎，去渣，温服。不拘时饮。

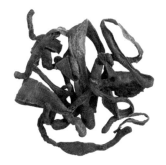

# 地龙

性　　味：性寒，味咸

归　　经：归肝、脾、膀胱经

药用部位：栉盲环毛蚓的干燥体

用法用量：煎服，4.5~9克；研末吞服，1~2克；外用适量

注意事项：阴虚火热型伤寒及脾胃虚弱者忌用

## 功效主治

具有清热定惊、清肺平喘、利尿、通络的功效。主治高热惊痫、癫狂、气虚血滞、半身不遂；高血压、肺热哮喘、尿少水肿、各种痹证等。

## 治病养生方

**1 小儿惊风：** 鲜地龙20克，乳香1.5克，胡椒粉3克。乳香和胡椒粉研成细末。鲜地龙与药末一起捣烂，研和为丸，如麻子大。每服7丸，葱白汤送服。

**2 脑卒中后遗症：** 鲜地龙30克清水活养24小时，使其吐出土，水煎，取汁。用药汁将10只凤爪煮熟，加入适量盐即可。

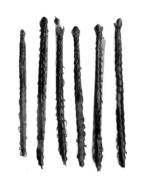

# 蜈蚣

性　　味：性温，味辛，有毒

归　　经：归肝经

药用部位：少棘巨蜈蚣的干燥全虫

用法用量：煎服，3~5克；研末冲服，0.6~1克；外用适量

注意事项：孕妇忌用

## 功效主治

具有息风定惊，攻毒散结、通络止痛的功效。主治痉挛抽搐、中风、破伤风、百日咳、疮疡肿毒、瘰疬、风湿顽痹、顽固性头痛等。

## 治病养生方

**1 小儿惊风：** 蜈蚣5克，丹砂3克，轻粉3克。蜈蚣去足，炙为末。丹砂和轻粉研成细末，与蜈蚣末搅拌均匀，乳汁和丸，如绿豆大。每次1丸，乳汁送服。

**2 蛇咬：** 蜈蚣10克，白芷30克，雄黄15克，樟脑9克。将以上4味中药研成细末，用香油搅拌均匀，涂抹于伤口，随干随涂。

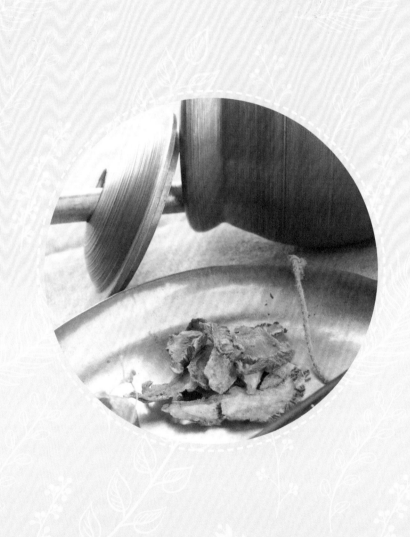

# 第十七章

# 补虚类中药

　　凡能补充人体物质亏损，增强人体机能活动，以提高抗病能力消除虚弱症候的药物，称补虚药。分为补气药、补阳药、补血药和补阴药。补气药和补阳药大多药性甘温，能振奋衰弱的机能，改善或消除机体衰弱之形衰乏力、畏寒肢冷等症；补血药和补阴药药性甘温或甘寒不一，能补充人体阴血之不足及体内被耗损的物质，改善和消除精血津液不足的症候。

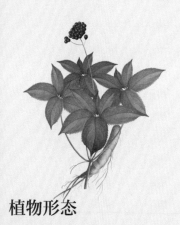

## 植物形态

多年生草本。叶轮生于茎端，初生时为1枚三出复叶，二年生者为1枚五出掌状复叶，三年生者为2枚五出掌状复叶。顶生伞形花序，黄绿色的小花，花瓣6片。花期6~7月，果期7~9月。

## 用法用量

煎汤3~9克，救治虚脱可用15~30克；还可熬膏、泡酒、含服等。

## 不宜服用的情况

实证、热证患者忌用。人参畏五灵脂，恶皂荚、黑豆，忌铁器。

# 补气药

补气药常用于气虚的病症，有补脾气、补心气、补元气等作用，血虚之人在补血同时，应适当配伍补气药，因为气旺可以生血。

# 人参

**性　　味**：性微温，味甘、微苦
**归　　经**：归脾、肺、心经
**药用部位**：人参的根

## 功效主治

具有大补元气，补脾益肺，生津止渴，安神益智的功效。治劳伤虚损、食少、倦怠、大便滑泄、惊悸、健忘、阳痿、尿频、消渴、妇女崩漏、小儿惊风。

 人参3克，用开水冲泡当茶饮，药味消失后将人参渣嚼食，能益智安神。

## 治病养生方

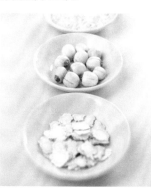

**1 脾虚、食欲不振**：炙甘草9克，人参9克，白术9克，茯苓9克。以上4味中药研为细末，每次取15克，水煎服。

**2 培元益气**：人参5克，莲子20克，冰糖10克。把人参、莲子和冰糖放入锅中，加适量清水，炖1小时即可。

# 党参

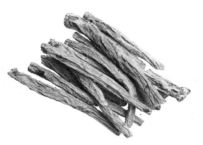

性　　味：性平，味甘
归　　经：入脾、肺经
药用部位：党参的干燥根

## 功效主治

具有补脾气、补肺气、补血、生津的功效。主治脾肺气虚、气血两虚、气津两伤诸证如体倦无力、食少、口渴、久泻、慢性贫血，妇女血崩、胎产诸病。

老年人容易气虚，可用党参 250 克，洗净隔水蒸熟。每天 2 次，饭前嚼食 15 克。

## 治病养生方

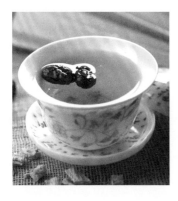

**1** 清肺金，补元气，助筋力：党参 500 克，沙参 250 克，桂圆肉 200 克。水煎浓汁，滴水成珠即可。每次服用 1 酒杯，开水冲服。

**2** 泻痢与产后气虚脱肛：党参 10 克，怀山药 10 克，炙黄芪 8 克，白术 8 克，肉豆蔻 8 克，茯苓 8 克，炙升麻 3 克，炙甘草 3.5 克。加适量生姜，水煎服。

**3** 增强免疫力：党参 10 克，炙黄芪 10 克，白术 5 克，大枣 5 枚。水煎当茶饮。

**4** 健脾益气：党参 10 克，山药 30 克，薏苡仁 30 克，大枣 10 枚，大米 50 克。煮粥食用。

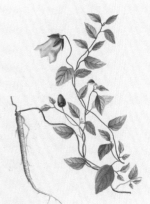

## 植物形态

多年生草本。根长圆柱形，顶端有一膨大的根头，具多数瘤状的茎痕。叶对生、互生或假轮生；叶片卵形或广卵形。花单生，具细花梗；花萼绿色，花冠广钟形，淡黄绿色，且有淡紫堇色斑点。花期 8~9 月，果期 9~10 月。

## 用法用量

一般用量 9~30 克，煎服、泡茶均可。

## 不宜服用的情况

气滞、怒火盛者忌用。不宜与藜芦同用。

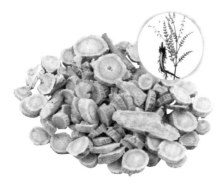

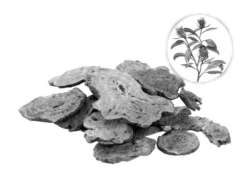

# 黄芪

| | |
|---|---|
| **性　　味**：| 性微温，味甘 |
| **归　　经**：| 归脾、肺经 |
| **药用部位**：| 膜荚黄芪的干燥根 |
| **用法用量**：| 煎服，一般用量9~30克；含服亦可 |
| **注意事项**：| 实证及阴虚阳盛者忌用 |

## 功效主治

生黄芪具有健脾补中、升阳举陷、益气固表、利水退肿、排脓生肌的功效。主治、气虚自汗、血痹、浮肿、气血虚致、痈疽不溃或溃久不敛。炙黄芪具有补中益气的功效，主治内伤劳倦、脾虚泄泻、脱肛、气虚血脱、崩带及一切气衰血虚之证。

## 治病养生方

**1** 气虚血滞：黄芪30克，赤芍15克，桂枝15克，生姜10克，大枣10枚。水煎，去渣，不拘时服。

**2** 气虚里寒：黄芪15克，白芍15克，大枣10枚，桂枝10克，生姜10克，甘草10克，饴糖50克。以上6味中药用水煎，取汁，入饴糖待溶化后服用。

# 白术

| | |
|---|---|
| **性　　味**：| 性温，味苦、甘 |
| **归　　经**：| 归脾、胃经 |
| **药用部位**：| 白术的干燥根茎 |
| **用法用量**：| 煎服，一般用量6~12克，通便时可用至60克 |
| **注意事项**：| 阴虚燥渴、气滞胀闷者忌用 |

## 功效主治

具有补脾益胃，燥湿和中、止汗、安胎的功效。主治脾胃气弱、不思饮食、倦怠少气、虚胀、泄泻、水肿、胎动不安、小便不利、头晕、自汗等。生白术燥湿利水，炒白术补气健脾。

## 治病养生方

**1** 呕吐酸水：白术2.4克，茯苓2.4克，厚朴2.4克，陈皮1.8克，人参1.8克，荜茇1.2克，吴茱萸1.2克，槟榔3克，大黄3克。水煎，分2次服用。

**2** 预防骨质疏松：白术15克，黄芪15克，丁香1克，猪骨500克，醋少许，调料适量。煲汤食用。

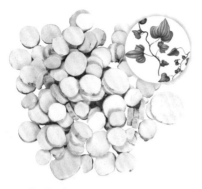

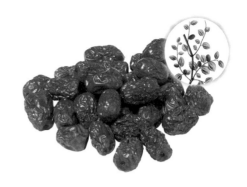

# 山药

| | |
|---|---|
| **性　味**：| 性平，味甘 |
| **归　经**：| 归脾、肺、肾经 |
| **药用部位**：| 薯蓣的干燥根茎 |
| **用法用量**：| 一般用量 15~30 克，煎服 |
| **注意事项**：| 有实邪者忌用。不能和甘遂配伍 |

## 功效主治

具有健脾、补肺、固肾、益精、滋润皮毛的功效。主治脾虚导致的泄泻，久痢，虚劳咳嗽，遗精，带下，小便频数；缓解糖尿病患者的口渴、尿多、善饥欲食等症状。麸炒山药补脾健胃，用于脾虚食少，泄泻便溏，白带过多。

## 治病养生方

**1 脾胃虚弱**：山药 50 克，白术 50 克，人参 1.5 克。将以上 3 味中药研为末，煮白面糊为丸，如赤小豆大小，每服 30 丸，饭前用米汤送服。

**2 健脾益胃**：干山药 50 克，红茶 5 克。水煎当茶饮。

# 大枣

| | |
|---|---|
| **性　味**：| 性温，味甘 |
| **归　经**：| 归脾、胃、心经 |
| **药用部位**：| 枣树的干燥果实 |
| **用法用量**：| 生吃、泡茶均可 |
| **注意事项**：| 有湿痰、齿病或虫病者不宜多食 |

## 功效主治

具有补中益气，养血安神，缓和药性的功效。主治脾胃虚弱所致的气短懒言、神疲体倦、饮食减少、脘腹胀满等，心脾气血不足引起的失眠、健忘、惊悸、怔忡等。

## 治病养生方

**1 心烦不安，失眠**：甘草 9 克，小麦 15 克，大枣 10 枚。将以上 3 味中药洗净，水煎，去渣，分 3 次温水服。

**2 神经衰弱**：大枣 10 枚，桑葚 30 克，白糖适量。加清水小火煮烂，加入适量白糖调味，当茶饮用。

# 补阳药

凡能补助人体阳气，治疗各种阳虚病证为主的药物，称为补阳药。补肾化阳，能补助一身之元阳，诸阳之本。也有助于益心阳、补脾阳的作用。

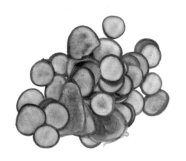

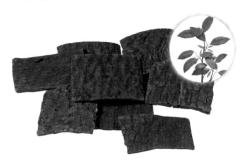

# 鹿茸

性　　味：性温，味甘、咸

归　　经：归肝、肾经

药用部位：雄鹿未骨化密生茸毛的幼角

用法用量：一般用量 0.3~2 克，煎服
或研粉

注意事项：高血压患者慎用，脑血管硬
化者、发热者忌用

## 功效主治

具有补肾阳、益精髓、补气血、强筋骨的功效。主治肾阳虚衰、精血不足所致的虚劳羸瘦，精神倦乏，眩晕，耳聋，腰膝酸痛，阳痿、遗精滑泄，以及女性宫冷、崩漏、带下等。

## 治病养生方

**温肾壮阳：**鹿茸 40 克，白酒 1000 毫升。将鹿茸浸于酒中，密封浸泡 14 天即可服用。每日服用 25 毫升。

# 杜仲

性　　味：性温，味甘

归　　经：归肝、肾经

药用部位：杜仲的干燥树皮

用法用量：一般用量 10~15 克，煎服

注意事项：阴虚火旺者忌用

## 功效主治

具有补肝肾，强筋骨，安胎气的功效。主治腰酸腰痛、腿膝无力、小便不净、阴部湿痒、胎动不安、高血压。

## 治病养生方

**1 腰痛：**川木香 5 克，八角 15 克，杜仲 15 克。水煎服。

**2 益气养血：**杜仲 10 克，黄芪 10 克，当归 5 克，鸡蛋 1 个。将以上 3 味中药煎煮 30 分钟后，放入鸡蛋同煮至熟。

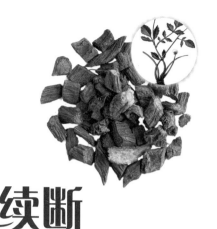

# 续断

性　　味：性微温，味苦、辛

归　　经：归肝、肾经

药用部位：川断续的干燥根

用法用量：煎服，9~15克；也可外用、捣敷等

注意事项：风湿热痹者忌用，不能和雷丸配伍

## 功效主治

具有补肝肾、强筋骨、止血安胎、疗伤续折的功效。主治腰背酸痛、肢节痿痹、损筋折骨、胎动漏红、血崩、遗精、带下、痈疽疮肿等。酒续断多用于风湿痹痛，跌扑损伤；盐续断多用于腰膝酸软。

## 治病养生方

风湿：续断30克，防风30克，附子30克，当归30克，萆薢30克，天麻30克，川芎20克，没药15克，乳香15克。将以上9味中药研为细末，炼蜜为丸，如梧桐子大，每服40丸，空腹时服。

# 蛤蚧

性　　味：性平，味咸

归　　经：归肺、肾经

药用部位：蛤蚧除去内脏的干燥体

用法用量：煎服，5~10克；研末，每次1~2克，每日3次

注意事项：风寒及实热咳喘者忌用

## 功效主治

具有补肺滋肾、纳气平喘、助阳益精的功效。主治肺虚咳嗽、肾虚作喘、虚劳喘咳、消渴、阳痿等。

## 治病养生方

1 哮喘：糯米50克，纯蛤蚧粉5克。糯米和蛤蚧粉加水煮成粥。每日1次。

2 虚喘气促、劳嗽咳血、遗精、肾虚腰痛、阳痿等症：蛤蚧1对，白酒100毫升。将蛤蚧去头、足、鳞，切成小块，浸于酒中，密封2个月。每次饮30毫升，每日1次。

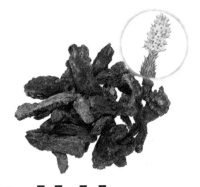

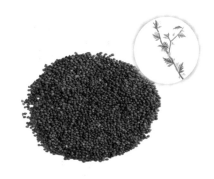

# 肉苁蓉

| | |
|---|---|
| 性　　味 | 性温，味甘、咸 |
| 归　　经 | 归肾，大肠经 |
| 药用部位 | 肉苁蓉的干燥带鳞叶的肉质茎 |
| 用法用量 | 煎服，10~15克，大剂量可用至30克 |
| 注意事项 | 阴虚火旺者忌用 |

## 功效主治

具有补肾助阳，润燥通便的功效。主治肾阳虚衰、精血不足、阳痿、早泄，女子不孕、带下、血崩，筋骨痿弱、腰膝冷痛；老年病后血枯、便秘。

## 治病养生方

**1** 肠燥津枯便秘：肉苁蓉（酒洗去咸）9克，当归15克，牛膝6克，枳壳3克，升麻3克，泽泻4.5克。水煎服。

**2** 便秘：桑葚30克，肉苁蓉30克，黑芝麻15克，炒枳壳9克。水煎1小时，取汁服用。

**3** 补肾壮阳：肉苁蓉25克，淫羊藿50克，白酒1000毫升。将中药浸于酒中，密封浸泡10天即可服用。每次20毫升，每日3次。

# 菟丝子

| | |
|---|---|
| 性　　味 | 性平，味辛、甘 |
| 归　　经 | 归肾、肝、脾经 |
| 药用部位 | 菟丝子的干燥成熟种子 |
| 用法用量 | 煎服，一般用量10~20克 |
| 注意事项 | 阴虚火旺、大便燥结及小便短赤者不宜用 |

## 功效主治

具有补肾益精、养肝明目、止泻、安胎的功效。主治肾虚、腰膝酸痛、遗精、宫冷不孕、尿不净、目失濡养、视力减退以及脾肾阳虚泄泻和胎动不安等。

## 治病养生方

**1** 肝肾不足，目暗不明：菟丝子（酒浸3日，晒干，研为末）150克，车前子30克，熟地黄90克。将以上3味药研成粉末，炼蜜为丸，如梧桐子大。每服30丸，盐汤送服。

**2** 腰酸背痛、关节不利：菟丝子、杜仲、骨碎补、核桃仁各适量。泡酒，每日服用1小杯。

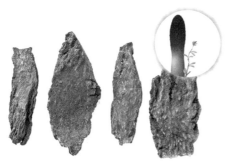
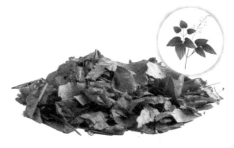

# 锁阳

| | |
|---|---|
| 性　　味： | 性温，味甘 |
| 归　　经： | 归肾、肝、大肠经 |
| 药用部位： | 锁阳干燥肉质茎 |
| 用法用量： | 煎服，10~15克 |
| 注意事项： | 阴虚火旺、脾虚泄泻及实热便秘者忌用 |

## 功效主治

具有补肾助阳，润肠通便的功效。主治肾阳不足、阳痿、尿血、腰膝酸软、筋骨痿弱，血虚津亏导致的肠燥便秘。

## 治病养生方

**1 阳痿**：锁阳75克，虎骨50克，黄柏250克，龟板200克，知母100克，熟地黄100克，陈皮100克，白芍100克，干姜25克。所有中药研成细末，酒糊为丸，如梧桐子。每服10丸。

**2 肾虚阳痿，腰膝酸软，肠燥便秘**：锁阳15克，核桃仁15克，大米50克。锁阳水煎取汁，核桃仁捣烂，与大米一同煮粥食用。

# 淫羊藿

| | |
|---|---|
| 性　　味： | 性温，味辛、甘 |
| 归　　经： | 归肝、肾经 |
| 药用部位： | 淫羊藿地上全草 |
| 用法用量： | 一般用量3~15克，煎服 |
| 注意事项： | 阴虚火旺者忌用 |

## 功效主治

具有补肾壮阳、祛风除湿的功效。主治肾阳虚衰、阳痿尿频、腰膝无力以及风寒湿痹、肢体麻木。

## 治病养生方

**1 高脂血症并发冠心病**：淫羊藿10克，山楂10克，川芎5克。水煎服，每日1剂。

**2 肾阳虚衰型高血压**：淫羊藿10克，三七5克。水煎服，每日1剂。

**3 阳痿、腰膝酸软**：淫羊藿酒：淫羊藿250克，白酒1000毫升。将中药浸于酒中，密封浸泡7天即可服用。每天1小杯。

# 补血药

补血药甘温质润，主入心肝血分，广泛用于各种血虚证，症见面色苍白或萎黄、眩晕耳鸣、心悸怔忡、失眠健忘或月经后期、量少色淡、闭经、舌淡脉细等。

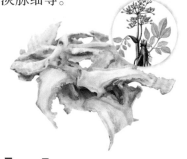

# 当归

| | |
|---|---|
| 性　味 | 性温，味甘、辛 |
| 归　经 | 归心、肝、脾经 |
| 药用部位 | 重齿毛当归的根 |
| 用法用量 | 煎服，5~15克 |
| 注意事项 | 腹胀、腹泻者忌用；体内火热所致出血者忌用；不宜与绿豆同时服用 |

## 功效主治

具有补血、调经、活血止痛、润肠通便的功效。主治月经不调、闭经、腹痛、崩漏、血虚目眩、失眠、肠燥便秘、赤痢后重、痈疽疮疡、跌打损伤等。

## 治病养生方

1 **血虚阳浮发热证**：黄芪30克，当归6克。水煎服。

2 **肾虚哮喘**：海马5克，当归10克。先将海马捣碎，加当归和水，共煎2次。每日分2次服用。

# 熟地黄

| | |
|---|---|
| 性　味 | 性微温，味甘 |
| 归　经 | 归肝、肾经 |
| 药用部位 | 生地黄的炮制加工品 |
| 用法用量 | 煎服，10~30克 |
| 注意事项 | 凡气滞痰多、脘腹胀痛、食少便溏者忌用 |

## 功效主治

具有滋阴补血、填精益髓的功效。主治阴虚血少、腰膝痿弱、遗精、尿频、崩漏、月经不调、消渴、耳聋、目昏。

## 治病养生方

1 **烦热干渴、失血等证**：石膏15克，熟地黄15克，麦冬10克，知母7.5克，牛膝7.5克。水煎服。

2 **养血滋阴**：熟地黄60克，白酒500毫升。将熟地黄浸于酒中，密封浸泡10天即可服用。

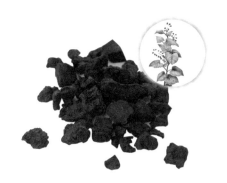

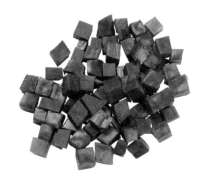

# 何首乌

| 性　　味 | 性温，味苦、甘、涩 |
|---|---|
| 归　　经 | 归肝、肾经 |
| 药用部位 | 何首乌的干燥块根 |
| 用法用量 | 煎服，10~30克 |
| 注意事项 | 大便溏泄及湿痰较重不宜用。忌与白萝卜同用 |

## 功效主治

具有补益精血、解毒截疟、润肠通便的功效。主治精血亏虚、眩晕耳鸣、腰膝酸软、遗精、崩带、须发早白、久疟、肠燥便秘、瘰疬等。生何首乌能解毒、截疟、润肠通便；制何首乌能补益精血、乌须发、强筋骨、补肝肾。

## 治病养生方

1 **高血压、血管硬化：** 何首乌15克。隔水蒸熟，每日分2次服。

2 **遍身疮肿痒痛：** 防风、苦参、何首乌、薄荷各等分。以上4味中药研成粗末，每次用15克，水、白酒各一半，煎沸，热洗，于避风处睡一觉。

# 阿胶

| 性　　味 | 性平，味甘 |
|---|---|
| 归　　经 | 归肺、肝、肾经 |
| 药用部位 | 驴的皮经煎煮、浓缩制成的固体胶 |
| 用法用量 | 5~15克，入汤剂或烊化冲服 |
| 注意事项 | 脾胃虚弱者慎用。感冒、咳嗽、腹泻者及月经期女性忌用 |

## 功效主治

具有滋阴补血、调肺止血的功效。主治血虚诸证、虚劳咳嗽、吐血、鼻出血、便血、月经不调、崩中、胎漏。

## 治病养生方

1 **血虚咳嗽：** 阿胶5克，川芎5克，当归5克，白芍5克，地黄5克。水煎服。

2 **大腹臌胀：** 大黄12克，甘遂6克，阿胶6克。水煎，去渣，温服。

3 **滋阴养血：** 阿胶10克，蜂蜜20克，以开水烊化，代茶饮。

4 **活血：** 阿胶10克，凌霄花10克。煎汁，去渣取汁，加适量糯米煮粥。

# 补阴药

补阴药又叫养阴药，此类药物带有甘味，具有滋养的作用，能滋阴，可以治疗阴虚所致的乏力、咽干、口渴，盗汗、舌红苔少等。

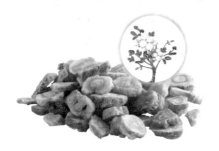
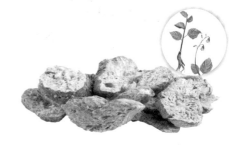

# 北沙参

| 性　　味： | 性微寒，味甘、微苦 |
| --- | --- |
| 归　　经： | 归肺、胃经 |
| 药用部位： | 珊瑚菜的干燥根 |
| 用法用量： | 煎服，4.5~9克 |
| 注意事项： | 风寒咳嗽者、胃虚寒者忌用；痰热咳嗽者慎用 |

## 功效主治

具有养阴清肺、益胃生津的功效。主治肺热燥咳，虚痨久咳，阴伤咽干、口渴、大便干等。

## 治病养生方

**1** **胃阴亏虚型胃痛**：北沙参8克，麦冬8克，石斛8克。冲泡，代茶饮。

**2** **滋阴润肺、止咳化痰**：银耳10克，百合5克，北沙参5克。用清水煎煮2次，合并药汁，加冰糖适量，分早中晚3次服用。

# 南沙参

| 性　　味： | 性微寒，味甘 |
| --- | --- |
| 归　　经： | 归肺、胃经 |
| 药用部位： | 泡沙参的根 |
| 用法用量： | 煎服，9~15克 |
| 注意事项： | 风寒咳嗽者忌用 |

## 功效主治

具有养阴清肺、清胃生津、补气、化痰的功效。主治肺燥干咳、虚劳久咳、阴伤咽干喉痛、津伤口渴等症。

## 治病养生方

**1** **肺热咳嗽**：南沙参25克，甘草15克，紫草15克，拳参15克。将以上4味中药研成细末，搅拌均匀。口服，每次5克，每日2次。

**2** **滋阴养血，产后虚弱少乳**：瘦猪肉500克，南沙参30克。加调料二者共炖至熟即可。

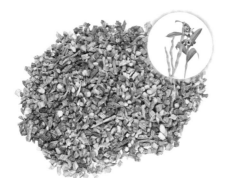

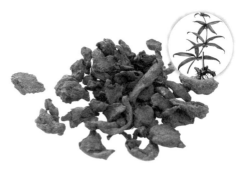

# 石斛

| | |
|---|---|
| 性　　味： | 性微寒，味甘 |
| 归　　经： | 归胃、肾经 |
| 药用部位： | 金钗石斛的新鲜或干燥茎 |
| 用法用量： | 煎服，干品6~12克，鲜品可用15~30克，亦可入丸 |
| 注意事项： | 脾胃虚寒者忌用 |

## 功效主治

具有滋阴清热、益胃生津的功效。主治阴伤津亏、口干烦渴、食少干呕、病后虚热、阴伤目暗等症。

## 治病养生方

**1** **虚劳消瘦**：石斛9克，麦冬9克，牛膝9克，杜仲9克，党参9克，枸杞子9克，白芍9克，炙甘草6克，五味子6克。水煎服。

**2** **阴虚目暗，视物昏花**：石斛15克，熟地黄15克，山茱萸12克，枸杞子12克，山药12克，白菊花6克。水煎服，每日1剂。

**3** **防治老年人动脉硬化、视物不清**：石斛30克，桑寄生9克，罗布麻9克。水煎服。

# 黄精

| | |
|---|---|
| 性　　味： | 性平，味甘 |
| 归　　经： | 归脾、肺、肾经 |
| 药用部位： | 黄精的根茎 |
| 用法用量： | 煎服，9~15克 |
| 注意事项： | 脾虚有湿、咳嗽痰多、中寒便溏者忌用 |

## 功效主治

具有补中益气、润肺、益肾的功效。主治虚损寒热、干咳少痰或久咳乏力，气阴两虚导致的面色萎黄、困倦乏力等，肾虚引起的早衰、头晕、腰膝酸软、须发早白，糖尿病气阴两伤引起的口渴、多饮、善饥欲食等。

## 治病养生方

**1** **肺痨咯血，赤白带**：鲜黄精根头30克，冰糖15克。开水炖服。

**2** **益气补血**：黄精10克，丹参10克，绿茶5克。共研成粗末，用开水冲泡，加盖闷10分钟后服用。

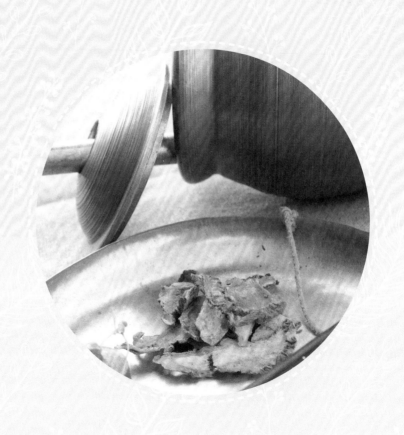

# 第十八章
## 收涩类中药

  凡具有收敛固涩作用，可以治疗各种滑脱症候的药物，称为收敛药。本类药味多酸、涩，性多温或平，归肺、脾、肾、大肠经。收涩药主要包含固表止汗药、敛肺涩肠药、固精缩尿止带药三大类。

# 固表止汗药

固表止汗药主要用于气虚肌表不固、腠理疏松、津液外泄而致的自汗症，阴虚不能制阳、阳热迫津外泄而致的盗汗症。

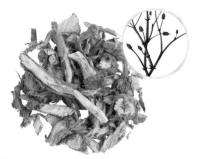

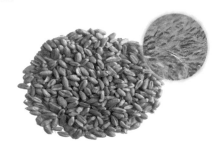

# 麻黄根

性　　味：性平，味甘、微涩
归　　经：归肺经
药用部位：草麻黄或中麻黄的干燥根及根茎
用法用量：煎服，3~9克；外用适量
注意事项：有表邪者忌用

## 功效主治

具有固表、止汗的功效。主治气虚自汗、阴虚盗汗等。

## 治病养生方

**1 产后虚汗不止**：麻黄根60克，当归30克，黄芪30克。将以上3味中药研末。每服12克，水煎取汁，温服。

**2 虚汗无度**：麻黄根、黄芪、牡蛎各等分。将以上3味中药研成细末，面糊为丸，如梧桐子大。每服50丸，浮小麦汤送服，以汗止为度。

# 浮小麦

性　　味：性凉，味甘
归　　经：归心经
药用部位：小麦的干燥轻浮瘪瘦的果实
用法用量：煎服，15~30克；研末吞服，3~5克
注意事项：表邪汗出、无汗而烦躁或虚脱汗出者忌用

## 功效主治

具有固表止汗、益气、除热的功效。主治气虚自汗、阴虚盗汗、骨蒸劳热。

## 治病养生方

**1 盗汗及虚汗不止**：浮小麦适量。将浮小麦用小火炒焦，研成细末。每服5克，米汤送服。每日1剂。

**2 心慌、自汗、盗汗**：浮小麦10克，茯苓、麦冬各3克。按此比例取10倍量研末。每取50克，开水冲闷20分钟，代茶饮。

# 敛肺涩肠药

敛肺涩肠药入肺经、大肠经，具有敛肺止咳喘与涩肠止泻痢作用。多用于肺虚喘咳久治不愈或肺肾两虚的虚喘证及脾肾虚寒所致的久泻、久痢等证。

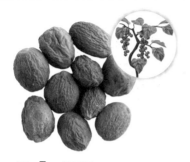

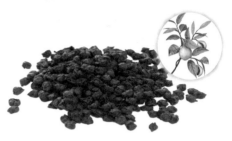

# 五味子

| | | |
|---|---|---|
| 性　　味： | 性温，味甘、酸 |
| 归　　经： | 归肺、心、肾经 |
| 药用部位： | 北五味子的成熟果实 |
| 用法用量： | 煎服，3~6克；研末，1~3克 |
| 注意事项： | 外感风寒风热者忌用 |

## 功效主治

具有收敛涩精、补肾生津、敛汗敛肺的功效。主治肺虚或肺肾两虚所致的咳喘不止、口干作渴、自汗、盗汗，久泻不止、劳伤羸瘦，梦遗滑精。

## 治病养生方

**1 盗汗：**五味子6克，山茱萸6克，石斛10克。先将石斛水煎，再加山茱萸、五味子，用清水煎煮后服用，每日1剂。

**2 滋补肝肾：**五味子6克，核桃仁3个。均捣碎，放入锅中，加水用大火烧开，转小火稍煮即可。

# 肉豆蔻

| | | |
|---|---|---|
| 性　　味： | 性温，味辛 |
| 归　　经： | 归脾、胃、大肠经 |
| 药用部位： | 肉豆蔻的干燥种子 |
| 用法用量： | 煎服，3~9克 |
| 注意事项： | 湿热泻痢者忌用 |

## 功效主治

具有涩肠止泻、温中行气的功效。主治心腹胀痛、虚泻、五更泄泻、冷痢、食少呕吐、宿食不消。

## 治病养生方

**1 泄泻不止：**肉豆蔻22克，黄连22克，诃子22克，炙甘草15克，白术15克，干姜15克，赤茯苓15克，厚朴30克。将以上中药8味研成细末。每服2克，空腹时服，每日3服。

**2 脾肾虚弱、五更泄泻、不思饮食：**补骨脂12克，肉豆蔻9克，水煎至药汁100毫升，温服。

# 固精缩尿止带药

本类药物酸涩收敛，具有固精、缩尿、止带作用，主要用于遗精、遗尿、带下等症。

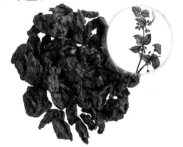

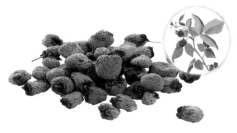

# 山茱萸

性　　味：性微温，味酸、涩

归　　经：归肝、肾经

药用部位：山茱萸的干燥成熟果肉

用法用量：煎服，5~10 克，急救固脱可至 20~30 克

注意事项：湿热、小便淋涩者忌用

## 功效主治

具有补益肝肾、收敛固涩的功效。主治腰膝酸痛、头晕、耳鸣、健忘、遗精、滑精、阳痿、小便频数、崩漏、月经过多、大汗不止、虚脱。

## 治病养生方

**1** 生津止渴：山茱萸10克，乌梅10克，苍术10克，五味子15克。水煎，去渣，取汁，温服。每日1剂。

**2** 肩周炎：山茱萸适量。山茱萸放入杯子中，开水闷10分钟，代茶饮。

# 覆盆子

性　　味：性微温，味甘、酸

归　　经：归肝、肾经

药用部位：覆盆子的果实

用法用量：煎服，5~10 克

注意事项：肾虚火旺、小便短赤者忌用

## 功效主治

具有益肝肾，明目，固精缩尿的功效。主治肾虚遗尿、小便频数、阳痿早泄、遗精滑精、肝肾不足、目暗不明。

## 治病养生方

**遗精，滑精，遗尿，尿频：**覆盆子120克，枸杞子240克，菟丝子240克，五味子60克，车前子60克。将以上5味中药研成细末，炼蜜为丸，如梧桐子大。每服50丸，盐汤送服。

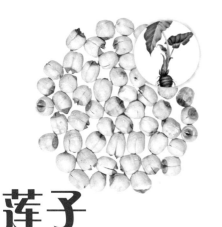

# 莲子

**性　　味**：性平，味甘、涩
**归　　经**：归脾、肾、心经
**药用部位**：莲的干燥成熟种子
**用法用量**：去莲子心，打碎煎服，10~15克；亦可生吃
**注意事项**：莲子有收敛作用，胃胀、大便秘结者忌用

## 功效主治

具有固精止带、补脾止泻、益肾养心的功效。主治虚烦失眠、遗精、滑精、淋浊、脾虚泄泻、崩漏、带下。

## 治病养生方

**1 阴虚火旺型失眠**：莲子10克，桂圆肉20克，大枣10枚，红糖适量。莲子去心，大枣去核。将所有中药放入砂锅中煮熟，顿服。

**2 益气生津**：莲子15克，南瓜100克，生姜、冰糖各适量。莲子去心，南瓜切成大块。将所有材料放入锅中，加水小火煮约1小时，加入冰糖，大火煮10分钟即可。

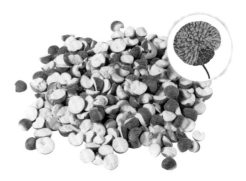

# 芡实

**性　　味**：性平，味甘、涩
**归　　经**：归脾、肾经
**药用部位**：芡的干燥成熟种仁
**用法用量**：煎服，10~15克
**注意事项**：便秘、尿赤者不宜食用

## 功效主治

具有益肾固精、健脾止泻、除湿止带的功效。能治疗遗精、滑精、带下、小便不禁、脾虚久泻。

## 治病养生方

**1 遗精、滑精**：蒺藜60克，芡实60克，莲须60克，龙骨30克，牡蛎30克。将以上5味中药研成细末，莲子粉糊为丸，盐汤送服。

**2 老年人脾虚便溏**：芡实10克，薏苡仁10克，莲子20克，大枣10枚，大米50克。以上材料加水煮成粥。

# 图书在版编目（CIP）数据

家用中药保平安 / 金亚明主编 . -- 南京：江苏凤凰科学技术出版社，2019.1

（汉竹 • 健康爱家系列）

ISBN 978-7-5537-9730-4

Ⅰ . ①家… Ⅱ . ①金… Ⅲ . ①中药学－基本知识Ⅳ . ① R28

中国版本图书馆 CIP 数据核字 (2018) 第 229280 号

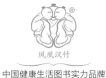

中国健康生活图书实力品牌

## 家用中药保平安

| | |
|---|---|
| 主　　　编 | 金亚明 |
| 编　　　著 | 汉　竹 |
| 责 任 编 辑 | 刘玉锋　黄翠香 |
| 特 邀 编 辑 | 孙　静 |
| 责 任 校 对 | 郝慧华 |
| 责 任 监 制 | 曹叶平　方　晨 |

| | |
|---|---|
| 出 版 发 行 | 江苏凤凰科学技术出版社 |
| 出 版 社 地 址 | 南京市湖南路1号 A 楼，邮编：210009 |
| 出 版 社 网 址 | http://www.pspress.cn |
| 印　　　刷 | 南京精艺印刷有限公司 |

| | |
|---|---|
| 开　　　本 | 715 mm×1 000 mm 1/16 |
| 印　　　张 | 12 |
| 字　　　数 | 250 000 |
| 版　　　次 | 2019年1月第1版 |
| 印　　　次 | 2019年1月第1次印刷 |

| | |
|---|---|
| 标 准 书 号 | ISBN 978-7-5537-9730-4 |
| 定　　　价 | 42.00元 |